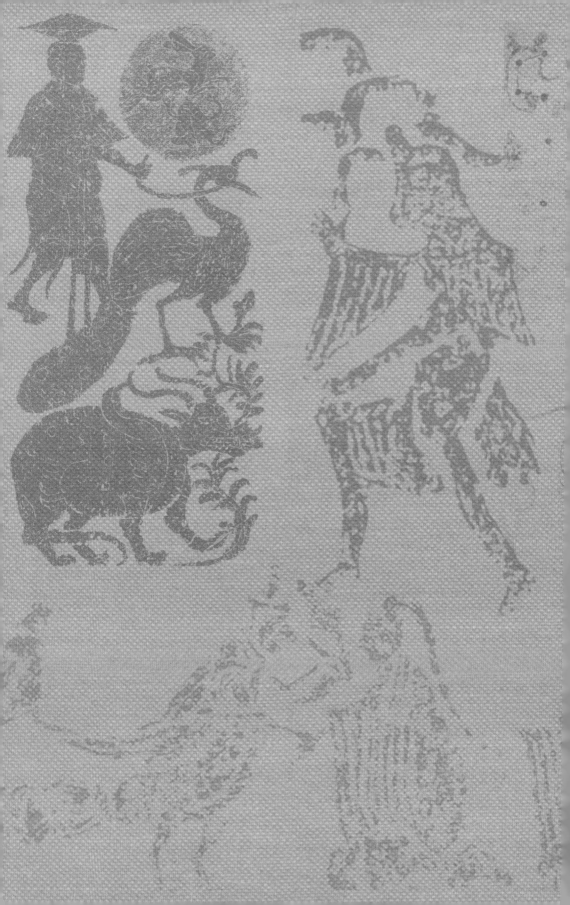

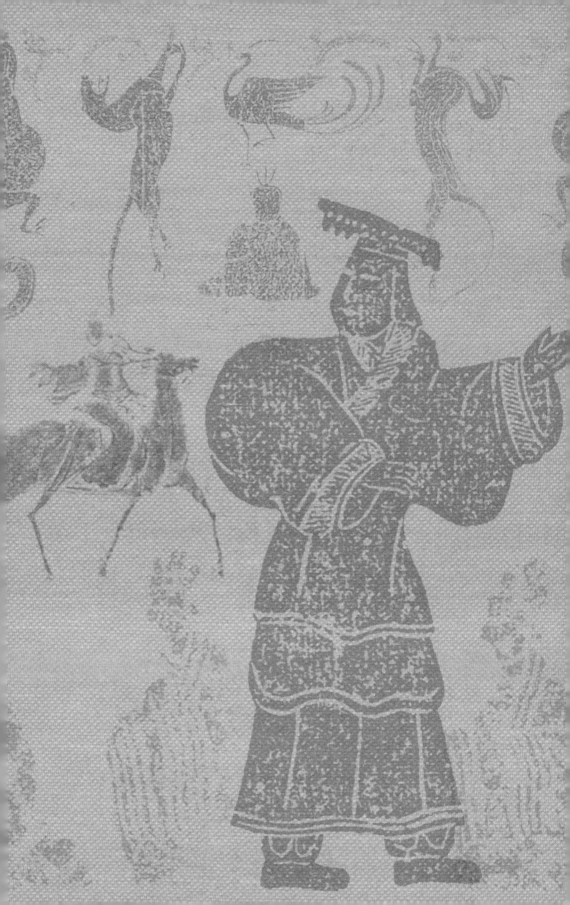

中国古医籍整理丛书

# 药 品 化 义

### 明·贾所学　著
### 清·李延　　补订

杨金萍　卢 星　李绍林　校注
谭 红　金秀梅　刘 鹏

中国中医药出版社
·北 京·

**图书在版编目（CIP）数据**

药品化义/（明）贾所学著；（清）李延昰补订；杨金萍等
校注.—北京：中国中医药出版社，2015.1（2024.7重印）
（中国古医籍整理丛书）
ISBN 978 – 7 – 5132 – 2234 – 1

Ⅰ.①药…　Ⅱ.①贾…②李…③杨…　Ⅲ.①本草 – 中国 – 明
代　Ⅳ.①R281.3

中国版本图书馆 CIP 数据核字（2014）第 293874 号

中 国 中 医 药 出 版 社 出 版
北京经济技术开发区科创十三街 31 号院二区 8 号楼
邮政编码　100176
传真　010 64405721
北京盛通印刷股份有限公司印刷
各地新华书店经销

\*

开本 710×1000　1/16　印张 9.5　字数 63 千字
2015 年 1 月第 1 版　2024 年 7 月第 4 次印刷
书　号　ISBN 978 – 7 – 5132 – 2234 – 1

\*

定价　28.00 元
网址　www.cptcm.com

# 国家中医药管理局
# 中医药古籍保护与利用能力建设项目
## 组织工作委员会

**主 任 委 员** 王国强

**副 主 任 委 员** 王志勇 李大宁

**执行主任委员** 曹洪欣 苏钢强 王国辰 欧阳兵

**执行副主任委员** 李 昱 武 东 李秀明 张成博

**委 员**

各省市项目组分管领导和主要专家

（山东省）武继彪 欧阳兵 张成博 贾青顺

（江苏省）吴勉华 周仲瑛 段金廒 胡 烈

（上海市）张怀琼 季 光 严世芸 段逸山

（福建省）阮诗玮 陈立典 李灿东 纪立金

（浙江省）徐伟伟 范永升 柴可群 盛增秀

（陕西省）黄立勋 呼 燕 魏少阳 苏荣彪

（河南省）夏祖昌 刘文第 韩新峰 许敬生

（辽宁省）杨关林 康廷国 石 岩 李德新

（四川省）杨殿兴 梁繁荣 余曙光 张 毅

各项目组负责人

王振国（山东省） 王旭东（江苏省） 张如青（上海市）

李灿东（福建省） 陈勇毅（浙江省） 焦振廉（陕西省）

蔡永敏（河南省） 鞠宝兆（辽宁省） 和中浚（四川省）

## 项目专家组

顾　问　马继兴　张灿玾　李经纬

组　长　余瀛鳌

成　员　李致忠　钱超尘　段逸山　严世芸　鲁兆麟

　　　　郑金生　林端宜　欧阳兵　高文柱　柳长华

　　　　王振国　王旭东　崔　蒙　严季澜　黄龙祥

　　　　陈勇毅　张志清

## 项目办公室（组织工作委员会办公室）

主　任　王振国　王思成

副主任　王振宇　刘群峰　陈榕虎　杨振宁　朱毓梅

　　　　刘更生　华中健

成　员　陈丽娜　邱　岳　王　庆　王　鹏　王春燕

　　　　郭瑞华　宋咏梅　周　扬　范　磊　张永泰

　　　　罗海鹰　王　爽　王　捷　贺晓路　熊智波

秘　书　张丰聪

# 前 言

中医药古籍是传承中华优秀文化的重要载体，也是中医学传承数千年的知识宝库，凝聚着中华民族特有的精神价值、思维方法、生命理论和医疗经验，不仅对于传承中医学术具有重要的历史价值，更是现代中医药科技创新和学术进步的源头和根基。保护和利用好中医药古籍，是弘扬中国优秀传统文化、传承中医学术的必由之路，事关中医药事业发展全局。

1949年以来，在政府的大力支持和推动下，开展了系统的中医药古籍整理研究。1958年，国务院科学规划委员会古籍整理出版规划小组在北京成立，负责指导全国的古籍整理出版工作。1982年，国务院古籍整理出版规划小组召开全国古籍整理出版规划会议，制定了《古籍整理出版规划（1982—1990）》，卫生部先后下达了两批200余种中医古籍整理任务，掀起了中医古籍整理研究的新高潮，对中医文化与学术的弘扬、传承和发展，发挥了极其重要的作用，产生了不可估量的深远影响。

2007年《国务院办公厅关于进一步加强古籍保护工作的意见》明确提出进一步加强古籍整理、出版和研究利用，以及

"保护为主、抢救第一、合理利用、加强管理"的方针。2009年《国务院关于扶持和促进中医药事业发展的若干意见》指出，要"开展中医药古籍普查登记，建立综合信息数据库和珍贵古籍名录，加强整理、出版、研究和利用"。《中医药创新发展规划纲要（2006—2020)》强调继承与创新并重，推动中医药传承与创新发展。

2003~2010年，国家财政多次立项支持中国中医科学院开展针对性中医药古籍抢救保护工作，在中国中医科学院图书馆设立全国唯一的行业古籍保护中心，影印抢救濒危珍本、孤本中医古籍1640余种；整理发布《中国中医古籍总目》；遴选351种孤本收入《中医古籍孤本大全》影印出版；开展了海外中医古籍目录调研和孤本回归工作，收集了11个国家和2个地区137个图书馆的240余种书目，基本摸清流失海外的中医古籍现状，确定国内失传的中医药古籍共有220种，复制出版海外所藏中医药古籍133种。2010年，国家财政部、国家中医药管理局设立"中医药古籍保护与利用能力建设项目"，资助整理400余种中医药古籍，并着眼于加强中医药古籍保护和研究机构建设，培养中医古籍整理研究的后备人才，全面提高中医药古籍保护与利用能力。

在此，国家中医药管理局成立了中医药古籍保护和利用专家组和项目办公室，专家组负责项目指导、咨询、质量把关，项目办公室负责实施过程的统筹协调。专家组成员对古籍整理研究具有丰富的经验，有的专家从事古籍整理研究长达70余年，深知中医药古籍整理研究的重要性、艰巨性与复杂性，履行职责认真务实。专家组从书目确定、版本选择、点校、注释等各方面，为项目实施提供了强有力的专业指导。老一辈专家的学术水平和智慧，是项目成功的重要保证。项目承担单位山东中医药大学、南京中医药大学、上海中医药大学、福建中医药大学、浙江省中医药研究院、陕西省中医药研究院、河南省中医药研究院、辽宁中医药大学、成都中医药大学及所在省市中医药管理部门精心组织，充分发挥区域间互补协作的优势，并得到承担项目出版工作的中国中医药出版社大力配合，全面推进中医药古籍保护与利用网络体系的构建和人才队伍建设，使一批有志于中医学术传承与古籍整理工作的人才凝聚在一起，研究队伍日益壮大，研究水平不断提高。

本着"抢救、保护、发掘、利用"的理念，该项目重点选择近60年未曾出版的重要古医籍，综合考虑所选古籍的保护价值、学术价值和实用价值。400余种中医药古籍涵盖了医经、基础理论、诊法、伤寒金匮、温病、本草、方书、内科、外科、女科、儿科、伤科、眼科、咽喉口齿、针灸推拿、养生、医案医话医论、医史、临证综合等门类，跨越唐、宋、金元、明以迄清末。全部古籍均按照项目办公室组织完成的行业标准《中医古籍整理规范》及《中医药古籍整理细则》进行整理校注，绝大多数中医药古籍是第一次校注出版，一批孤本、稿本、抄本更是首次整理面世。对一些重要学术问题的研究成果，则集中收录于各书的"校注说明"或"校注后记"中。

"既出书又出人"是本项目追求的目标。近年来，中医药古籍整理工作形势严峻，老一辈逐渐退出，新一代普遍存在整理研究古籍的经验不足、专业思想不坚定等问题，使中医古籍整理面临人才流失严重、青黄不接的局面。通过本项目实施，搭建平台，完善机制，培养队伍，提升能力，经过近5年的建设，锻炼了一批优秀人才，老中青三代齐聚一堂，有效地稳定了研究队伍，为中医药古籍整理工作的开展和中医文化与学术的传承提供必备的知识和人才储备。

本项目的实施与《中国古医籍整理丛书》的出版，对于加强中医药古籍文献研究队伍建设、建立古籍研究平台，提高古籍整理水平均具有积极的推动作用，对弘扬我国优秀传统文化，推进中医药继承创新，进一步发挥中医药服务民众的养生保健与防病治病作用将产生深远影响。

第九届、第十届全国人大常委会副委员长许嘉璐先生，国家卫生计生委副主任、国家中医药管理局局长、中华中医药学会会长王国强先生，我国著名医史文献专家、中国中医科学院马继兴先生在百忙之中为丛书作序，我们深表敬意和感谢。

由于参与校注整理工作的人员较多，水平不一，诸多方面尚未臻完善，希望专家、读者不吝赐教。

国家中医药管理局中医药古籍保护与利用能力建设项目办公室
二〇一四年十二月

# 许 序

"中医"之名立，迄今不逾百年，所以冠以"中"字者，以别于"洋"与"西"也。慎思之，明辨之，斯名之出，无奈耳，或亦时人不甘泯没而特标其犹在之举也。

前此，祖传医术（今世方称为"学"）绵延数千载，救民无数；华夏屡遭时疫，皆仰之以度困厄。中华民族之未如印第安遭染殖民者所携疾病而族灭者，中医之功也。

医兴则国兴，国强则医强。百年运衰，岂但国土肢解，五千年文明亦不得全，非遭泯灭，即蒙冤扭曲。西方医学以其捷便速效，始则为传教之利器，继则以"科学"之冕畅行于中华。中医虽为内外所夹击，斥之为蒙昧，为伪医，然四亿同胞衣食不保，得获西医之益者甚寡，中医犹为人民之所赖。虽然，中国医学日益陵替，乃不可免，势使之然也。呜呼！覆巢之下安有完卵？

嗣后，国家新生，中医旋即得以重振，与西医并举，探寻结合之路。今也，中华诸多文化，自民俗、礼仪、工艺、戏曲、历史、文学，以至伦理、信仰，皆渐复起，中国医学之兴乃属必然。

迄今中医犹为国家医疗系统之辅，城市尤甚。何哉？盖一则西医赖声、光、电技术而于 20 世纪发展极速，中医则难见其进。二则国人惊羡西医之"立竿见影"，遂以为其事事胜于中医。然西医已自觉将入绝境：其若干医法正负效应相若，甚或负远逾于正；研究医理者，渐知人乃一整体，心、身非如中世纪所认定为二对立物，且人体亦非宇宙之中心，仅为其一小单位，与宇宙万象万物息息相关。认识至此，其已向中国医学之理念"靠拢"矣，虽彼未必知中国医学何如也。唯其不知中国医理何如，纯由其实践而有所悟，益以证中国之认识人体不为伪，亦不为玄虚。然国人知此趋向者，几人？

国医欲再现宋明清高峰，成国中主流医学，则一须继承，一须创新。继承则必深研原典，激清汰浊，复吸纳西医及我藏、蒙、维、回、苗、彝诸民族医术之精华；创新之道，在于今之科技，既用其器，亦参照其道，反思己之医理，审问之，笃行之，深化之，普及之，于普及中认知人体及环境古今之异，以建成当代国医理论。欲达于斯境，或需百年欤？予恐西医既已醒悟，若加力吸收中医精粹，促中医西医深度结合，形成 21 世纪之新医学，届时"制高点"将在何方？国人于此转折之机，能不忧虑而奋力乎？

予所谓深研之原典，非指一二习见之书、千古权威之作；就医界整体言之，所传所承自应为医籍之全部。盖后世名医所著，乃其秉诸前人所述，总结终生行医用药经验所得，自当已成今世、后世之要籍。

盛世修典，信然。盖典籍得修，方可言传言承。虽前此 50 余载已启医籍整理、出版之役，惜旋即中辍。阅 20 载再兴整理、出版之潮，世所罕见之要籍千余部陆续问世，洋洋大观。

今复有"中医药古籍保护与利用能力建设"之工程，集九省市专家，历经五载，董理出版自唐迄清医籍，都 400 余种，凡中医之基础医理、伤寒、温病及各科诊治、医案医话、推拿本草，俱涵盖之。

噫！璐既知此，能不胜其悦乎？汇集刻印医籍，自古有之，然孰与今世之盛且精也！自今而后，中国医家及患者，得览斯典，当于前人益敬而畏之矣。中华民族之屡经灾难而益蕃，乃至未来之永续，端赖之也，自今以往岂可不后出转精乎？典籍既蜂出矣，余则有望于来者。

谨序。

第九届、十届全国人大常委会副委员长

许嘉璐

二○一四年冬

# 王 序

　　中医学是中华民族在长期生产生活实践中，在与疾病作斗争中逐步形成并不断丰富发展的医学科学，是中国古代科学的瑰宝，为中华民族的繁衍昌盛作出了巨大贡献，对世界文明进步产生了积极影响。时至今日，中医学作为我国医学的特色和重要医药卫生资源，与西医学相互补充、相互促进、协调发展，共同担负着维护和促进人民健康的任务，已成为我国医药卫生事业的重要特征和显著优势。

　　中医药古籍在存世的中华古籍中占有相当重要的比重，不仅是中医学术传承数千年最为重要的知识载体，也是中医为中华民族繁衍昌盛发挥重要作用的历史见证。中医药典籍不仅承载着中医的学术经验，而且蕴含着中华民族优秀的思想文化，凝聚着中华民族的聪明智慧，是祖先留给我们的宝贵物质财富和精神财富。加强对中医药古籍的保护与利用，既是中医学发展的需要，也是传承中华文化的迫切要求，更是历史赋予我们的责任。

　　2010年，国家中医药管理局启动了中医药古籍保护与利用能力建设项目。这既是传承中医药的重要工程，也是弘扬优秀民族文化的重要举措，不仅能够全面推进中医药的有效继承和创新发展，为维护人民健康做出贡献，也能够彰显中华民族的璀璨文化，为实现中华民族伟大复兴的中国梦作出贡献。

相信这项工作一定能造福当今，嘉惠后世，福泽绵长。

国家卫生和计划生育委员会副主任

国家中医药管理局局长

中华中医药学会会长

王国强

二〇一四年十二月

# 马 序

新中国成立以来，党和国家高度重视中医药事业发展，重视古籍的保护、整理和研究工作。自 1958 年始，国务院先后成立了三届古籍整理出版规划小组，分别由齐燕铭、李一氓、匡亚明担任组长，主持制订了《整理和出版古籍十年规划（1962—1972）》《古籍整理出版规划（1982—1990）》《中国古籍整理出版十年规划和"八五"计划（1991—2000）》等，而第三次规划中医药古籍整理即纳入其中。1982 年 9 月，卫生部下发《1982—1990 年中医古籍整理出版规划》，1983 年 1 月，中医古籍整理出版办公室正式成立，保证了中医古籍整理出版规划的实施。2002 年 2 月，《国家古籍整理出版"十五"（2001—2005）重点规划》经新闻出版署和全国古籍整理出版规划领导小组批准，颁布实施。其后，又陆续制定了国家古籍整理出版"十一五"和"十二五"重点规划。国家财政多次立项支持中国中医科学院开展针对性中医药古籍抢救保护工作，文化部在中国中医科学院图书馆专门设立全国唯一的行业古籍保护中心，国家先后投入中医药古籍保护专项经费超过 3000 万元，影印抢救濒危珍、善、孤本中医古籍1640余种，开展了海外中医古籍目录调研和孤本回归工作。2010年，国家财政部、国家中医药管理局安排国家公共卫生专项资金，设立了"中医药古籍保护与利用能力建设项目"，这是继1982~1986年第一批、第二批重要中医药古籍整理之后的又一次大规模古籍整理工程，重点整理新中国成立后未曾出版的重要古籍，目标是形成并普及规范的通行本、传世本。

为保证项目的顺利实施，项目组特别成立了专家组，承担咨询和技术指导，以及古籍出版之前的审定工作。专家组中的许多成员虽逾古稀之年，但老骥伏枥，孜孜不倦，不仅对项目进行宏观指导和质量把关，更重要的是通过古籍整理，以老带新，言传身教，培养一批中医药古籍整理研究的后备人才，促进了中医药古籍保护和研究机构建设，全面提升了我国中医药古籍保护与利用能力。

作为项目组顾问之一，我深感中医药古籍保护、抢救与整理工作的重要性和紧迫性，也深知传承中医药古籍整理经验任重而道远。令人欣慰的是，在项目实施过程中，我看到了老中青三代的紧密衔接，看到了大家的坚持和努力，看到了年轻一代的成长。相信中医药古籍整理工作的将来会越来越好，中医药学的发展会越来越好。

欣喜之余，以是为序。

中国中医科学院研究员

马继兴

二〇一四年十二月

# 校注说明

　　《药品化义》，贾所学原著，李延昰补订。贾所学，号九如，鸳洲（今浙江嘉兴）人，具体生卒年及事迹不详。康熙二十四年修《嘉兴县志·人物志·艺术》卷七："贾所学，号九如，研究方书，深明理趣，有《脉法指归》《药品化义》等刻。远近称之。"可见贾所学于当时颇有名望。《药品化义》多次提到方古庵、盛后湖，二人皆明末医家，张瑞贤先生据此推断贾所学可能为明末人，又指出："《嘉兴县志》为康熙二十四年（1685）修，已将贾氏列入，说明贾氏卒年必早于1685年。"[天津中医学院学报，1993，（2）：23] 康熙二十四年修《嘉兴县志·艺文志下·书籍·补遗》载录贾所学著作有《医源接引》《脏腑性鉴》。由此推知，贾所学除著《药品化义》外，尚著有《脉法指归》《医源接引》《脏腑性鉴》等著作。

　　《药品化义》得李延昰补订刊行后，始广传于世。李延昰生于明崇祯元年（1628），卒于清康熙三十六年（1697），原名彦贞，字我生、期叔，又字辰山，号漫庵，又号寒邨，祖籍南汇（今上海市），又迁于华亭（上海松江）。出身官宦，少负逸才，曾参与反清复明斗争，事败后避居浙江嘉兴，于平湖佑圣宫隐身为道士，悬壶自给。李延昰为明代著名医家李中梓之侄，深得李中梓之学，又精究脉理，时有医名，与当时名医喻嘉言、张卿子等交往，撰《脉诀汇辨》（1663）10卷（附《五运六气医案》1卷），另有史学著作《崇祯甲申录》等。李延昰于顺治元年甲申（1644）在贾所学的里籍"禾中"（即嘉兴）见其《药品化义》，叹"其为区别发明，诚一世之指南"，遂搜罗筐中。于康熙十九年庚申（1680），为之补正，令其第七子汉徵校定，遂将此书刊行于世。道光二十八年戊申（1848），朱膴在任江西督粮道期间于南昌复校刊印行，光绪三十年甲申（1904）朱家宝在道光本的基础上重新刊定。此后有多种刊本，民国十四年（1925）上海中华新教育社刊行时，因贾氏"今辑诸贤确论，考成药母，为辨药指南"之言，改名《辨药指南》。

清·尤乘亦对贾所学《药品化义》进行增辑补正，如卷上增《用药机要》，辑李时珍、缪希雍诸家言，书名为《药品辨义》，3卷，刊于清康熙三十年辛未（1691）。其书篇卷结构及药物种类较李延昰补订的《药品化义》有较大差别。

《药品化义》共14卷，卷首1卷，正文13卷，原书目录载药162种（包括附药），实际载药152种，附药15种。在正文之前为卷首部分，乃李延昰增补的内容，具体有"本草论""君臣佐使论""药有真伪论""药论"，对历代本草医家的理论进行疏解发挥，其中有些内容与明·陈嘉谟《本草蒙筌》相近。正文卷一至卷十三为贾所学原著内容，卷一为"药母订例""辨药八法"，阐述了重要的"药母"理论及"辨药八法"，为贾所学在药物学理论上的创新。卷二至卷十三依次为气药、血药、肝药、心药、脾药、肺药、肾药、痰药、火药、燥药、风药、湿药、寒药，将药物分为十三大类，除气药、血药共为卷二外，其他每类药各为一卷；对每味药，从体、色、气、味、形、性、能、力八个方面进行发挥，是药母理论、辨药八法的具体运用。

本书现存版本主要有：①清康熙十九年庚申（1680）李延昰补订之初刻本（中国中医科学院图书馆）；②清道光二十八年戊申（1848）味无味斋木刻本（云南中医学院图书馆）；③

清光绪三十年甲辰（1904）天津文华铅字馆铅印本（中国医学科学院图书馆）；④清光绪三十年甲辰（1904）北京郁文书局铅印本（中国中医科学院图书馆）；⑤民国十四年（1925）上海中华新教育社石印本，书名改为《辨药指南》（中国中医科学院图书馆）；⑥上海古籍出版社1995年《续修四库全书》本，据康熙十九年本影印，有校改补字的情况；⑦清康熙三十年辛未（1691）尤乘《药品辨义》（中国中医科学院图书馆），亦为贾所学原书的增辑本，与本书内容有较大差别，严格意义上说，不能算是本书版本。

本次整理以李延昰补订之最早刻本，即清康熙十九年庚申（1680）木刻本为底本。原本四周单边，单黑鱼尾，无行格，每半页10行，每行20字，字体细长；书口上方记"药品化义"，版心鱼尾下记篇名、页数。扉页记"药品化义""李辰山先生补订"；正文前附"药品化义序"（李延昰）；书终卷十三末隔行题"金陵黄德公刊刻"。此本卷帙较完整，版刻较好，讹误较少。原书有简单句读，书名以竖线标示，有少量缺字，个别缺字以方形墨钉表示。校本的选用，以清道光二十八年戊申（1848）味无味斋木刻本（简称"道光本"）为主校本，以清光绪三十年甲辰（1904）天津文华铅字馆铅印本（简称"文华馆本"）、清光绪三十年甲辰（1904）北京郁文书局铅印本（简称"郁文书局本"）、民国十四年（1925）上海中华新教育社石印本（简称"《辨药指南》"）、1995年上海古籍出版社《续修四库全书》本（简称"《续修四库》"）为参校本，亦将《药品辨义》列为参校本。他校的内容，则参考《神农本草经》《本草经集注》《雷公炮炙论》等书相关内容。

本次校勘整理的具体处理原则如下：

1. 采用现代标点方法，对原书重新句读。

2. 原繁体竖排改为简体横排。原书中代表前文的"右"字，一律改为"上"字。

3. 药名尽量规范统一。如山查→山楂，兵榔→槟榔，天蔴→天麻，紫苑→紫菀，白荳蔻→白豆蔻，螵肖→螵蛸，吴公→蜈蚣，三稜→三棱，射香→麝香，葳灵仙→威灵仙，莃莶（草）→豨莶（草），牛旁子→牛蒡子，琐阳→锁阳等。特殊情况保留原药名。

4. 底本中的异体字、古体字、俗写字等，统一以规范字律齐，如：晢→晰，捄→救，肰→然，挓→枉，餙→饰，糸→参，徧→遍，蒐→搜，釐→厘，譔→撰，堦→阶，欵→款，癉→膻，煖→暖，溷→混，餹→糖，洩→泄，懽→欢，稜→棱，趂→趋，燄→焰，簷→檐，文→纹，臭→嗅，委→痿，骾→鲠等。除极个别情况需注明外，律齐规范字不出校。

5. 通假字出校注说明。

6. 避讳字适当回改，并出校注说明。

7. 对书中难解字词加以注释。

8. 底本中明显的错讹之处，径改；凡底本与校本不同，显系底本错误者，则据校本改；凡底本与校本不同而文义皆通，或难以判定何者为是，可酌情出校记以存异；凡底本引用他书之处有删节或改动，不失原意者，不改动；凡底本无误，校本有误者，一律不出校记。

9. 原书中模糊不清、难以辨认的文字，以虚阙号"□"按字数补入。

10. 原书目录所列内容不全，不含卷首、卷一内容，仅从卷二部分开始录药，且不分卷。此次整理，据正文编排列目，于整理后的目录处出校注说明。目录与正文药名不统一，按正文药名律齐，并出校注说明。

11. 底本只有李延昰序，无道光二十八年朱腾序及光绪三十年朱家宝序，今依据以上两种版本补入，附于书末。

12. 原书中附药的字体不统一，或作大字，或作小字，今一并作大字处理，不出校。

13. 原书用竖线标书名，今一律删去，改用书名号。

14. 原书卷首有"赵郡李延昰期叔著"，卷一至卷十三有"鸳洲贾所学九如辑著，赵郡李延昰期叔补订"字样，今一并删去。

15. 原书卷一有不同形式的着重符，将其中的"〇"改作"【　】"，其他着重符删除。

16. 某些篇章不分段落层次，篇幅过长，影响阅读，今据文义适当分段。如"本草论""药论"篇原不分段，今按文义分段。

# 李延昰<sup>①</sup>序

古谓用药救生，用兵救乱，其事急，其义一也。故处方犹之五花八阵<sup>②</sup>，而药者特其甲杖<sup>③</sup>之属，藉以克敌。若甲杖朽钝，是以卒与<sup>④</sup>敌也。更或长短异宜，先后倒置，直可以不战而败，救乱云乎哉？则将以救生者，亦可以肃然惧、惕然悟矣。著本草者，自神农以来，不下数十家，多繁简失中，读者尝苦其不适于用。余甲申游禾中<sup>⑤</sup>，偶得贾君九如所著《药品化义》。其为区别发明，诚一世之指南。问其里人，有不闻其姓氏者。嗟乎！岂九如精技入神，世人不见其德，故名没于州党？抑所号圣医者，学不必如九如而已足擅名？皆不得而知也。是书藏之笥中甚久，戊午客浙西<sup>⑥</sup>，伏暑中曝书，复见九如本，如逢故人。仍命儿子汉徵较<sup>⑦</sup>正，重梓问世。凡善读此书者，当处方之际，直令壁垒一新，岂独为九如重开生面也乎！

时在庚申<sup>⑧</sup>立秋日赵郡漫庵李延昰题于当湖之借竹楼

---

① 李延昰：此3字原无，整理者新加。

② 五花八阵：指五行阵和八门阵，是古代两种战术变化很多的阵势。

③ 甲杖：诸本作"甲仗"。"甲杖"即"甲仗"，泛指兵器。"杖"，通"仗"。《周书·武帝纪下》："齐众大溃，军资甲仗，数百里间，委弃山积。"

④ 与：道光本、文华馆本作"予"，据后文《药论》篇"是以卒予敌"句，似当作"予"。

⑤ 禾中：即嘉兴。嘉兴古称"嘉禾""禾兴"。

⑥ 西：道光本、文华馆本、郁文书局本作"而"。

⑦ 较：同"校"。查对，订正，考订，《说文解字注·车部》："凡言校雠，可用较字。"

⑧ 庚申：此为康熙十九年庚申，即1680年。康熙为清圣祖玄烨的年号。

# 目 录①

----

① 目录：原书目录不全，此目录为重新编排。

② 草豆蔻：目录原无，据正文白豆蔻附药补。

③ 益智：目录原无，据正文砂仁附药补。

④ 萝蔔子：原作"莱菔子"，据正文改。

① 灯心草：原作"灯草"，正文作"灯心"，今以"灯心草"律齐。
② 白茯苓：原作"茯苓"，据正文改。

① 桂圆肉：原作"圆果"，据正文改。

② 虎胫骨：原作"虎骨"，据正文附药"虎胫骨"改。

① 瓦垄子芫花大戟甘遂：目录原无，据正文海石附药补。

② 犀角尖：原作"犀角"，据正文改。

③ 紫苏叶：原作"紫苏"，据正文改。

④ 薄荷叶：原作"薄荷"，据正文改。

① 藁本：目录原无，据正文细辛附药补。

② 吴茱萸：此后道光本、文华馆本有"共药一百六十二品"8字。

# 卷　首

## 本　草　论

用药救生，道在应危微之介，非神圣不能抉其隐微。后之君子，将以仁寿为己任，舍博综无由矣。昔在神农，辟《本草》四卷，药分三品，计三百六十五种，以应周天之数；察寒热温平，分君臣佐使，救生民之夭枉，医药之鼻祖也。尝读《淮南子》云：神农尝百草，一日七十毒。未始不叹所谓尽信书则不如无书之说也。夫神农立极①之大圣，以生知之圣，固不待物物而尝。使其果有待乎必尝，则须患是病，而后服其药。神农岂极人世之苦，历试某药之治某病乎？设其七十毒偶见于一日而记之，则毒之小也，犹不死而可解；毒之大也，将必死矣，又孰有神农者而解之乎？甚矣《淮南子》之好寓言也！六朝陶弘景，增汉魏以来名医所用药三百六十五种，并为七卷，谓之《名医别录》。分别科条，区畛②物类，可谓勤矣。惜其防葵、狼毒，妄曰同根；钩吻、黄精，连为同类。岂闻见缺于殊方，而诠释泥于独学乎？北齐徐之才，增饰《雷公药对》，凡二卷，使古籍③流传，亦其力也。刘宋时雷敩著《炮④炙论》，胡洽居士重加定述。

①　立极：树立至中至正的纲纪准则。宋·朱熹《中庸章句序》释《尚书·洪范》"皇建其有极"，曰："盖自上古圣神继天立极，而道统之传有自来矣。"极，中也。"皇建其有极"，唐·孔颖达疏："极，中也。"

②　区畛(zhěn 诊)：原作名词，指区域界限，此指分类辨别，与"分别"为对文。畛，界限，区分。《庄子·齐物论》："请言其畛：有左有右，有伦有义，有分有辩，有竞有争，此之谓八德。"

③　籍：原作"藉"，诸本同，据文义改。

④　炮：原作"炮"，《辨药指南》同。据道光本、文华馆本及《雷公炮炙论》改。

药凡三百种，为上、中、下三卷。其性味炮炙、熬煮修事之法多古奥，别成一家者欤。唐高宗命司空、英国公李勣等，修陶隐居所著《神农本草经》，增为七卷，世谓之《英公唐本草》，颇有增益。显庆①中，右监门长史苏恭重加订注，帝复命太尉、赵国公长孙无忌等二十二人与恭详定。增药一百一十四种，分为玉石草木、人、兽禽虫鱼、果米谷菜、有名未用十一部②，凡二十卷，目录一卷，别为《药图》二十五卷，《图经》七卷，共五十三卷，世谓之唐《新本草》③。自谓《本经》虽缺，有验必书；《别录》虽存，无稽必正，良有以也。开元④中，三原县尉陈藏器，以《神农本经》虽有陶、苏补集之说，然遗沉⑤尚多，故别为《序例》一卷，《拾遗》六卷，《解纷》⑥三卷，总曰《本草拾遗》。而世或讥其怪僻。不知古今隐显亦异，如辟虺雷、海马、胡豆之类，皆隐于昔而用于今；仰天皮、灯花、败扇之类，皆所尝⑦用者，非此书收载，何从稽考乎？肃代⑧时人李珣著《海药本草》，独详于偏方，亦不可缺也。李含光、甄立言、殷子严，皆有《本草音义》，初学之所藉乎。蜀主孟昶命翰

---

① 显庆：即唐高宗李治的年号（656～661）。

② 玉石草木……十一部：按《新修本草》的分类当为"玉石、草、木、禽兽、虫鱼、果、菜、米、有名无用"九部，无"人"部。

③ 新本草：即指《新修本草》。

④ 开元：即唐玄宗李隆基的年号（713～741）。

⑤ 沉：《辨药指南》《续修四库》同，道光本、文华馆本、郁文书局本作"漏"。

⑥ 解纷：原作"解分"，诸本同，据《证类本草》所引《（嘉祐）补注所引书传》改。

⑦ 尝：道光本、文华馆本、郁文书局本作"常"。"尝"通"常"。《史记·滑稽列传》："宗室置酒，髡尝在侧。"后文"尝用"、"贩者尝集"、"岁月尝服"同。

⑧ 肃代：当指唐肃宗、唐代宗。

林学士韩保昇等，取《唐本草》参较增补注释，别为《图经》，凡二十卷，世谓之《蜀本草》。其图说药物形状，详于陶、苏矣。宋开宝六年①，命尚药奉御刘翰、道士马志②等九人，取唐、蜀本草详校③，仍取陈藏器《拾遗》诸书相参，刊正别名，增药一百三十三种，马志为之注解，翰林学士卢多逊等刊正。七年，复诏志等重定，学士李昉④等看详。凡《神农》者白字，《名医》所传者墨字别之。并目录，共二十一卷。如败鼓皮移附于兽皮，胡桐泪改从于木类。或讨源于别本，或传效于医家，下采众议，几欲聚腋成裘矣。仁宗嘉祐二年⑤，诏光禄卿直秘阁掌禹锡，尚书祠部郎中、秘阁校理林亿等，同诸医官同修本草。新补八十二种，新定一十七种，通计一千八十二条，谓之《嘉祐补注本草》，共二十卷，校修之功勤矣。仁宗又诏天下郡县，图上所产药物，用唐永徽故事⑥，专命太常博士苏颂撰述，凡二十一卷，谓之《图经本草》，考证详明。但图与说不无矛盾，或有图无说，或有说无图，或说是图非，此其疏漏耳。徽宗大观二年，蜀医唐慎微取《嘉祐补注本草》及《图经本草》、

① 开宝六年：此即973年，开宝为宋太祖赵匡胤年号。

② 志：原缺，据道光本、文华馆本、郁文书局本、《辨药指南》及《证类本草》所引《嘉祐补注总叙》补。

③ 校：原作"挍"，俗体字，此处可能是避明熹宗朱由校讳，《正字通》："明末避熹宗讳，校省作挍。"《康熙字典》："按经史校、挍互用，义亦相通。"此据道光本改。下"校理"、"校修"同。

④ 李昉：原作"李助"，诸本同，据《证类本草》所引《嘉祐补注总叙》改。

⑤ 仁宗嘉祐二年：此指宋仁宗嘉祐二年，即1057年。

⑥ 唐永徽故事：指唐高宗永徽年间修《新修本草》撰《药图》、《图经》事例。见本论前说"别为《药图》二十五卷，《图经》七卷"。唐·孔志约《唐本序》曰："丹青绮焕，备庶物之形容。""撰本草并图经、目录等，凡成五十四卷。"永徽，唐高宗年号。

陈藏器《本草》、孟诜《食疗本草》，旧本所遗者五百余种，附入各部，并增五种；仍采《雷公炮炙》及《唐本草》《食疗》、陈藏器诸说，收未尽者，附于各条之后；又采古今单方，并经史百家之书有关药物者，亦附之。共三十一卷，名《证类本草》。上之朝廷，改名《大观本草》。政和中，复命医官曹孝忠较正刊行，故又谓之《政和本草》。慎微貌寝陋①而学该②博，使诸家本草及各药单方不致沦没者，咸其功也。开宝中，《日华子大明》序集诸家本草所用药，各以寒温性味、华实虫兽为类，其言功用甚悉。政和中，医官、通直郎寇宗奭，以《补注图经》及《图经》二书，参考事实，核其情理，援引辨正，名《本草衍义》，宜东垣、丹溪所尊信也。但以兰花为兰草，卷丹为百合，抑千虑之一失乎！金易州张元素，言古方新病，各不相能，乃自成家法，辨药性之气味、阴阳、厚薄、升降、浮沉、补泻、六气、十二经及随证用药之法，立为主治秘诀心法要旨，谓之《珍珠囊》，诚《灵》《素》之羽翼也。后人翻为韵语，谓之东垣著者，谬矣。惜乎止论百品，未及遍评，或者贵精不贵多乎？元真定李杲，祖洁古《珍珠囊》，增以用药凡③例、诸经向导、纲要活法，而著《用药法象》，有青出于蓝之意。补医学教授王好古著《汤液本草》二卷，取《本草》④及张仲景、成无己、张洁古、李东垣之书，间附己意，亦《本草》之附庸欤。朱震亨因寇氏《衍义》之义而推衍之近二百种，多所发明，胡粉之

① 寝陋：容貌丑陋。寝，矮小丑陋。《史记·魏其武安侯列传》："武安者，貌寝，生甚贵。"集解引韦昭注："寝，短小也，丑恶也。"

② 该：尽备，完备。《孔子家语·正论解》："夫孔子者，圣无不该。"

③ 凡：原作"几"，形近而误，据道光本、文华馆本、郁文书局本及《辨药指南》改。

④ 本草：指《神农本草经》。

为锡粉，胡亦泥于旧说乎？昭代①嘉靖末，祁门医士陈嘉谟依王氏《集要》②部次集成，每品具气味、产采、治疗、方法③，创成对语，便于诵习，名曰《蒙筌》，诚称其实。楚府奉祠蕲州李时珍，著《本草纲目》五十二卷，列为一十六部，部各分类，类凡六十，标名为纲，列事为目，增药三百七十四种。其搜罗百代，访采四方，尊为本草之大成，当无愧也。天启时，海虞缪希雍，取《本草纲目》，节其紧要者，著《本草经疏》□卷④，诠次有功，亦晚近之师匠也。

如黄帝时臣桐君《采药录》二卷，魏·吴普⑤著《吴氏本草》一卷，唐·郑虔著《胡本草》七卷，竟已失传。李当之著《李氏药录》三卷，仅散见吴氏、陶氏本草，皆足惜也。

又如唐·孙思邈《千金食治》，同州刺史孟诜著《食疗本草》，张鼎又补其不足者八十九种，并旧为二百二十七条，凡三卷。南唐陪戎副尉、剑州医学助教陈士良，著《食性本草》十卷。元海宁医士吴瑞，著《日用本草》八卷。明正德时，九江知府江陵汪颖著《食物本草》二卷，盖厘东阳卢和之旧本而成也。嘉靖时，京口宁原著《食鉴本草》，皆切于饮食，本《周礼·食

---

① 昭代：政治清明之朝代的美称，常指本朝，李延昰以明朝遗民自谓，故有此称。唐·崔涂《问卜》："不拟逢昭代，悠悠过此生。"

② 王氏集要：指明代王纶所撰《本草集要》。王纶（1453—1510），字汝言，号节斋，慈溪（今属浙江）人，出身官宦，明成化二十年（1484）进士，历任主客员外郎、参政、布政使、都御使等职。取《证类本草》之要编撰而成《本草集要》，共八卷，书成于弘治七年（1494）。另撰有《明医杂著》《医学问答》等书。

③ 法：《辨药指南》同，道光本、文华馆本、郁文书局本作"制"。

④ □卷：道光本、文华馆本、郁文书局本无"卷"字，《辨药指南》作"八卷"。缪希雍《神农本草经疏》实为"三十卷"。

⑤ 普：原作"晋"，诸本同，形近而误。据《本草经集注序》六朝写本改。

医》之义而撰述。古惟有淮南王《食医》一百二十卷，崔浩《食经》九卷，竺宣①《食经》十卷，《膳馐养疗》二十卷，昝殷《食医心鉴》三卷，娄居中《食治通说》一卷，陈直《奉亲养老书》二卷②，并有食治诸方。此其流亚，不可废也。他如洪武初，周宪王③著《救荒本草》四卷，乃念旱涝民饥而设。宣德中，宁宪王著《庚辛玉册》二卷，以备丹炉学者留供淹博，胡可少乎？

至如唐·兰陵处士萧炳，取本草药名上一字，以平、上、去、入四声相从，以便讨阅，著《四声本草》四卷。润州医博士、兼节度随军杨损之，删去本草不急及有名未用之类，著《删繁本草》五卷。宋哲宗元祐中，阆中医士陈承，合《本草》《图经》二书为一，间缀数语，著《本草别说》。明洪武时，山阴徐彦纯，取张洁古、李东垣、王海藏、朱丹溪、成无己数家之说，著《本草发挥》三卷。弘治中，礼部郎中慈溪王纶，取本草尝用药品及洁古、东垣、丹溪所论序例略节，著《本草集要》八卷。嘉靖中，祁门医士汪机，惩④王氏《集要》不收草木形状，乃削古⑤本草上中下三品，以类相从，菜谷通为草部，果品通为木部，并诸家序例，编二十卷。皆不能有所发明，零星臆度，存而不论可也。

嗟夫！昆虫草木至繁，虽历代群贤穷收博采，亦未能尽。学者洵⑥能熟读深思，由博反约，则于用药救生之道，庶几不

---

① 宣：《辨药指南》《续修四库》作"喧"。

② 卷：《辨药指南》同，道光本、文华馆本、郁文书局本作"本"。

③ 周宪王：诸本同，此处当为周定王朱橚。

④ 惩：苦于。

⑤ 古：原作"玄"，《辨药指南》《续修四库》同。文义不合，据道光本、文华馆本、郁文书局本改。

⑥ 洵：原字不清，似作"恂"，今从道光本、文华馆本、郁文书局本及《辨药指南》改。洵，诚然。

负先贤，于医之道，思过半矣。

## 君臣佐使论

药之为用，固取于精专，以见直入之功；亦贵乎群力，更见相须之妙。此君臣佐使之所自立也。如《神农本经》名例，上药一百二十种为君，主养命以应天；中药一百二十种为臣，主养性以应人；下药一百二十五种为佐使，主治病以应地。陶弘景曰：上品药性，势力和厚，不为速效，岁月尝服，必获大益，病既愈矣，命亦兼申，天道人①育，故曰应天，一百二十种者，当谓寅卯辰巳之月，法万物生荣时也；中品药性，祛患为速，人怀性情，故曰应人，一百二十种，当谓午未申酉之月，法万物成熟时也；下品药性，专主攻击，倾损中和，疾愈即止，地体收杀，故曰应地，一百二十五种，当谓戌亥子丑之月，法万物枯藏时也。故从《神农本经》及陶氏《别录》，历代诸大家所增补，择其精要，熟读而深思之。然后每治一病，必求君臣佐使，以相宣摄合和宜。论其大法，则一君二臣三佐五使，又可一君三臣九佐使也。陶又曰：用药犹如立人之制，多②君少臣，多臣少佐③，则气力不周。然检仙经世俗诸方，亦不必皆尔。大抵欲求益气轻身、延年不老，养命之药则多君，取其气味冲和，而无偏胜；欲求以寒胜热、以热胜寒，渐能除病，

---

① 人：通"仁"。仁爱。《吕氏春秋·举难》："故君子责人则以人，责己则以义。"俞樾《平议》："下'人'字当读作'仁'。责人则以仁，与下文自责则以义正相对。"

② 多：此前原衍"君"，据道光本、文华馆本、郁文书局本及《本草经集注序》六朝写本删。

③ 佐：此后道光本、文华馆本、郁文书局本有"使"。

养性之药则多臣，取其气味稍偏而易入；欲求功成顷①刻，反掌成事，疗病之药则多佐使，取其专主攻击而足恃也。犹依本性所主，而复斟酌之。上品君中，复有贵贱；臣佐之中，亦复如之。所以门冬、远志，别有君臣，甘草国老，大黄将军，明其优劣，皆不同秩。陶为此说，以上、中、下三品，分君臣佐使也。而岐伯则曰：方制君臣者，主病之谓君，佐君之谓臣，应臣之谓使，所以明善恶之殊贯。故李东垣曰：凡药之所用，皆以气味为主，补泻在味，随时换②气。主病为君。假令治风，防风为君；治寒，附子为君；治湿，防己为君；治上焦热，黄芩为君；中焦热，黄连为君。兼见何证，以佐使药分治之，此制方之要。本草上品为君之说，各从其宜耳。在张元素又曰：为君者最多，为臣者次之，佐使③者又次之。药之于证，所主同者，则各等分。此又以药之多寡为君臣，亦非合论。乃知宗李说为是。药犹兵也，武王之八百国④，不觉其多；昆阳、淝水之数千⑤，亦

---

① 顷：原作"倾"，据道光本、文华馆本、《辨药指南》及文义改。

② 换：原作"唤"，据道光本、文华馆本、郁文书局本、《辨药指南》《续修四库》改。

③ 使：原无，据道光本、文华馆本、郁文书局本及文义补。

④ 武王之八百国：典出《史记·周本纪》，曰："（武王）九年，武王上祭于毕。东观兵，至于盟津……是时，诸侯不期而会盟津者八百诸侯。"指人数众多。这里比喻药味数多。

⑤ 昆阳淝水之数千：分别是指昆阳之战、淝水之战，皆为古代以少胜多的著名战争。昆阳之战是"新莽"（由王莽建立的新政权）与绿林农民起义军为主体的刘玄汉军于昆阳（今中国中部河南省叶县）发生的战争，公元23年（地皇四年，更始元年），太常偏将军刘秀（后为光武帝）为主以数千人打败王莽军数十万，见《后汉书·刘秀传》。淝水之战，公元383年东晋时期北方统一政权前秦向南方东晋出兵，于淝水（今安徽省寿县的东南方）交战，最终东晋仅以八万军力大胜八十余万前秦军。原指以少胜多，这里借指药味数少亦可治病。

不为少。发踪指示，存乎其人。奈何区区于名数，而议方之工拙也哉！

## 药有真伪论

草木昆虫，产各有地，失其地，则性味异，而优劣判矣。或一本而根梢有异，或一味而咀哎不同。岂可指鹿为马，徒取充笼；认鲁为鱼，漫夸具眼，致令奇方圣剂，介于效与不效之间，可不惜乎！如人参古推上党，今则更推清河。川西之当归，彰明之附子，雅州之黄连，济州之半夏，华州之细辛，杭州之麦冬，怀庆之地黄，苏州之薄荷，甘州之枸杞，於潜之白术，松江之天花粉、地骨皮，嘉定之荆芥，江右之抚芎，蕲州之白花蛇，阿井之阿胶；又如东壁土、冬月灰、半天河水、热汤、浆水之类，皆有一定而不易之理。今之医者，粗晓方书，不识药物，惟求诸市肆。市人又不辨究，皆买之商贩。采取之家，传习造作，真伪好恶，并皆莫测。螵蛸胶于桑枝，蜈蚣朱足令赤；以虺床①当蘼芜，以茅莒乱人参；松黄和蒲黄，樟脑杂龙脑；古圹灰云死龙骨，苜蓿根为土黄芪；麝香捣荔核挽，藿香采茄叶杂；煮半夏为玄胡索，盐松梢为肉苁蓉；草仁②充草豆蔻，西呆③代南木香；熬广胶入荞面作阿胶，煮鸡子及鱼枕为

---

① 虺床：即蛇床。《本草纲目·草三·蛇床》第十四卷："蛇虺喜卧于下食其子，故有蛇床、蛇粟诸名。其叶似蘼芜，故曰墙蘼。《尔雅》云：盱，虺床也。"

② 草仁：即草果仁，为姜科植物草果的成熟干燥果实，与草豆蔻功效相近。《本草求真》："草果与草豆蔻，诸书皆载气味相同，功效无别，服之皆能温胃逐寒。然此气味浮散，凡冒巅雾不正瘴疟，服之直入病所而皆有效。"

③ 西呆：《辨药指南》《续修四库》同，道光本、文华馆本、郁文书局本作"番白芷"。

琥珀；枇杷蕊代款冬，驴脚胫作虎骨；松脂混麒麟竭，番硝和龙脑香。巧诈百般，甘受其侮。商贾贪什一之利，援有实无；医者昧玄黄之辨，以甲代乙；病家不察，贸贸从事，服之不惟无益，而且害之。谚云：卖药者两眼，用药者一眼，服药者无眼。信哉！余每见通都大邑，药肆之中，莫不百货骈集，名动一时。病者或百计凑补，奔走购药，以求愈病。而肆中与药不真，轻者重，而重者至死。医者与病者，反各疑于服药之未多。嗟乎！幽冥沉冤，谁之咎乎！医者宜日夜讲求真伪之理，则不为市人所欺，不负病人之望矣！

## 药　论

医道降为贱工，其间颠倒错乱，诚不足怪。至于药料之真伪精粗，药性之补泻转变，亦当少为留意。譬之将兵者然，曰精骑三千，足敌君赢卒十万①。三千非十万之敌，而强弱调度之不同，则胜败立见。其故何哉？曰审与不审已耳。其粗疏莫辨，可供拊掌②，略举数端，而后知其非不欲审，盖不知审也。药而至乎不知审，则将何以用药哉？

夫豨莶去风，大有殊功，而近时依方修制，九蒸九晒，服之经年罕效。至疑之者曰：岂制法未尽善欤？抑道地不得其宜欤？不知蜀地土深水厚，豨莶茎方花白，方者金之形，白者金之色，故味厚力雄，九蒸九晒者，正以杀其势也。肝为风木之脏，木旺风淫，藉豨莶禀金精之气以制肝木，犹畏过猛，蒸晒

---

① 精骑三千……赢卒十万：典出于《北齐书·列传第十六·孙搴传》，曰："搴学浅而行薄，邢邵尝谓之曰：'更须读书。'搴曰：'我精骑三千，足敌君赢卒数万。'"

② 拊掌：原指拍手，此指表示愤慨或慨叹之意。

药品化义

一〇

者，如使贪使诈，必用驾驭之法耳。若产江浙者，茎渐圆而色纯黄。黄者，土之色，土性迟缓，乃仍用古法，至精华尽去，惟存糟粕。是驱弱卒而使斗，又先饥疲之，而且缚其手足，是以卒予敌也，望其克敌可乎？如此类者，昧于变通之法也。

人参，《本经》谓其微寒，《别录》谓其微温，使人莫所适从。调停者曰，寒不甚寒，故曰微寒；温不甚温，故曰微温。此但为微字训诂，而寒与温之二义，了无着落。不知人参生用则寒，焙用则温，犹之生地、熟地也。生地但能凉血，熟地稍温，更能补肾也。故吐血剂中不妨生用，存其阳中之阴，与麦冬、五味以滋化源；脾胃虚寒剂中必经焙熟，以发阳中之阳，与芪、术、升、柴以建立中气。人参本质何有寒热之分哉！如此类者，昧于分别之法也。

阿胶，用阿井水熬成，阿井乃济水伏流，其性趋下，寒重而沉。凡有浊水，取阿井水搀和搅之，则浊者可清，故治瘀浊及逆上之痰也。治吐衄者，血得火则轻而上浮，故治以重而下沉之品。先儒皆谓济水性下劲疾，故能入河穴地，流注显伏。东阿亦济所经，取其井水煮胶，谓之阿胶，人服之下膈疏痰。因济水伏流绝河，乃物理之常也。《本经》惟用牛皮同煎，后人用乌驴皮，取乌色属水，以制热则生风之义。而阿①地之人神其说，谓驴偶食仙草，变而为黑，皆不足听也。初时内府但入药局。至宣德间，宫婢数千尝苦风沙绕鬓，有谓用阿胶清水浸化，女人掠发，光润可鉴，至暮自解，故昼夜监造，以供内用，而民间不可常得矣。以至肆中真者绝迹，而医人之与济水远者，亦莫辨也。近之赝物百出，大概曰以酥脆明朗者为上。其脆非

---

① 阿：原无，据道光本、文华馆本、郁文书局本补。

若燥脆之脆，乃胶之浮于上者，其质最清而细，故一拍可断。其实脆中仍带滋润，苟以指爪掐之，诚有相入之势。非若他水煎者之燥而脆，以指爪掐之，则坚拒而不入也。有喜绿色者，则投以茶子；有喜其紫色者，则投以紫草；有喜其明亮者，则和以麻油；有喜其黑者，则加以煤黑；有嫌其过燥者，则杂以猪皮。凡求真者，终不胜作伪者之巧。至目力有时而穷于是，阿胶之功诎矣。今时宫婢不用。阿胶熬煎甚易，大约井水十担，驴皮一张，驴皮至路口，货重地滑，有买前失后失者，立时开剥，则气血可藉之为功。病倒者，自救不暇，何能及人？桑柴火三昼夜，可得胶五六斤，则所费无多。古方四物汤等药，亦不必投。盖所资者，妙在阿井之水，因病配药，尤为活法。奈何医者，对之茫然，遇病家相质，辄支吾妄语。如此类者，昧于考究之道也。

麻黄，中空体轻，以其入肺，为发汗之要药。然连根节用之，又能止汗。丹溪以人参与之同用，谓之一散一补，其中妙用有如走珠。凡寒邪入肺，失于表散者，经年咳嗽，百药无功，自非麻黄，终难搜逐。即虚痨咳嗽，火浮于肺，带节麻黄用麦冬、贝母收功。何以畏之如鸩！徒用桑皮、枳壳，肺经愈泻愈虚，邪反乘之，盘踞致嗽而失音，死者比比。方中一见麻黄，必变色而起。何不取丹溪之意，一再思之？盖麻黄非桂枝、羌、防、葱、姜佐之，断不发汗。即真伤寒者，头疼发热，恶寒而无汗，以麻黄为君，桂枝为臣，谓之麻黄桂枝汤，则能发汗，此无汗欲其有汗也；真伤风者，头疼发热，恶寒而有汗者，以桂枝为君，麻黄为臣，谓之桂枝麻黄汤，则能止汗，此有汗欲其无汗也。麻黄之可散可补，协力呈能，固燎然明白，何所致惊！如此类者，昧于通融之理也。

银州柴胡，别为一种，五痨痨热，非此不除。即男女一应痨热，亦所必用，不独肥儿丸奉为神丹也。凡退热之药，味必苦寒，重则栀、连、知、柏，轻则花粉、黄芩，未有不伤胃减食。惟银柴胡味甘性凉，甘先入脾，凉能退热，多用无损中州①。时珍曰：银州即今延安府神木县，五原城是其废迹，所产柴胡长尺余而微白且软，北地所产亦如前胡而软，今人谓之北柴胡是也。若治五痨痨热者，产银州之西畔。此药气香直上云间，多引白鹤、绿鹤飞翔②其上，过往闻者皆为气爽。根如桔梗、沙参，粗与笔管相似，其色黄中带绿，屈之柔软，质嫩味甘，方为佳品。因其退热除蒸，有类柴胡，故亦以柴胡名之，而土人特加一银字以别之。误认北柴胡即银柴胡者，乃加一软字。不知软者，对南柴胡之强硬者而言，不可混指为银柴胡也。南柴胡价贱，北柴胡来亦无利，乃致肆中绝迹。惟粗软之银柴胡，其价数倍，贩者尝集。时珍云：南土所产，不似前胡，正如蒿根强硬，不堪使用。将亦未明南北之用欤！南柴胡气味俱轻，阳也，升也，苦而微温，故伤寒少阳证中用之发散表热；银柴胡气味俱重，阴也，降也，甘而微寒，故痨痨证中用之清解里热。《经疏》谓《本经》并无二种之说，功用亦无分别，但云银州为胜。则知其优于升散，而非除虚热之药。总之，不明银州柴胡实有二种，细而软者为升散，粗而软者为滋润。故《衍义》谓《本经》并无一字治痨者，指南柴胡而言；《日华子》谓补五痨七伤者，正指银州柴胡言也。如此类者，昧于体

---

① 州：《辨药指南》《续修四库》同，道光本、文华馆本、郁文书局本作"和"。

② 翔：原作"勤"，据道光本、文华馆本、郁文书局本、《辨药指南》及《雷公炮炙论》改。

认之功也。

药有宜忌，如地黄、何首乌之类，皆忌铁器，人所共知。而人参价重力弘，富贵者旦暮资食。然曰生用宜咬咀，熟用宜隔纸焙之，并忌铁器，乃医者反无一言及之。今从辽阳归者，始知以铁器掘参，则余根腐烂。故有诗曰：峒边削木劚[①]参苗。其忌铁固昭然可证矣。如此类者，昧于轻重之道也。

地黄，得地之坚凝，合土之正色，为纯阴之品。故非太阳与烈火九蒸九晒，则无以转阴为阳，故即当用熟地矣。犹须用姜酒炒之，正畏其泥膈也。今人用熟地，畏其性滞，用竹沥制之。曰取竹沥之快利，熟地无泥膈之虞。可为捧腹。姜酒性热而行，故以制地黄之滞。若竹沥则性大寒，用之中风剂中，犹仗姜汁为佐，则能通行经络，如同熟地则助其寒矣，又焉得使熟地之不泥膈乎？如此类者，昧于佐使之用也。

桂附能引龙雷之火下行，谓之从治之法，诚有捷效。若肾水已竭，脉极细数，口中黑胎，食即咽痛，小便如血，故龙雷之火，无所依附，势乃燎原，立见自焚，即与滋阴，实已无及。况可更投桂附，厝火于积薪之下[②]乎！侥幸万一，速人死亡，心粗胆大，强辨饰非，幽有鬼神，讵无报应？如此类者，昧于审察之机也。

郁金出大秦国，色鲜黄而味极芳香，故古诗曰郁金香也。如播州蛮洞所产，形扁而色黄，气虽不香，犹可暂用。近名广郁金者，形圆而辣，了无香气。庸流以其价贱，乐于自欺，曰：

---

① 劚(zhú 竹)：用同"斸(斸)"。原意为大锄，引申为掘、砍，此处指挖掘。

② 厝（cuò 错）火于积薪之下：将火置于积柴之下，指潜伏着极大危机。《汉书·贾谊传》："夫抱火厝之积薪之下，而寝其上，火未及燃，因谓之安。方今之势，何以异此！"后常以"厝火积薪"比喻暗伏危机。厝，措置。

吾常买郁金疗病矣。未尝责其效也，屡用不休。岂知真气日耗，必增咽干舌苦，气未开而病愈危。如此类者，昧于真伪之辨也。

白术产於潜县者，由山罅土少，故术体瘦小，其大如钱，故谓之金钱术。土人采之，当头剖开七八分，以便晒干。而下连一蒂，长一二寸者为真。因山中受云雾之气居多，故味甘气温而香，大益脾胃。乃嗜利者分种置之平田，壅以菜饼诸粪，则大至数两，味劣气浊，服之胀闷。更有割大术旁生之节，形如钱许，以充金钱术。不知金钱术，上虽两分，而下实连蒂，不如割者之止见其半面也。如此类者，昧于地力之肥瘠也。

肉桂生广西浔州者良，味甘气香，而质不甚厚。产交趾者，厚至寸许，尝之则辣而不甘，亦鲜香气，其功远逊。不知者，徒喜质厚，见浔产，反疑其薄。夫药曰气也，曰味也，舍之而不论，此何意哉！桂岭必无杂树丛生，以木得桂而枯也。一老医谬曰木得桂而和，枯之义无出。不知和者，指其能宣导百药，通血脉，止烦出汗，调其血而汗自出。谓之和也固可，而枯之义实不可废。南唐后主嫌阶砌生草，有请以桂屑置砌间，草遂不生。岂非枯之可证乎！桂心、肉桂，功用相同。盖肉桂乃近根之最厚者，桂心乃括①去外之粗皮，并去内之浮膜，故曰心也。今人仅去其外，而存其内，便失心字之义。如此类者，昧于连脱之故也。

以上数端，乃日用常行之事，而比比竟不之察。故复赘之于上，固不满智者之一笑也。

---

① 括：道光本、文华馆本、郁文书局本作"刮"。"括"通"刮"。《五十二病方·加（痂）》："干痂：冶蛇床实，以牡彘膏饍，先括加（痂）溃，即傅而□□。"

## 药母订例

书有字母，诗有等韵，乐有音律。圣人之虑其终，必先严其始。至于药理渊微，司命攸系①，若无根据，何以详悉其义，而时措皆宜。但上古论药，或云本草，或云药性，捆载八十余种，大法虽具，犹未精悉。赖有汉、唐、宋、元历代医宗，渐次建法。然又散载诸书，未获总集，订为规范，坐令议药者，悉皆悬断遥拟②，无怪乎其多舛错也。今辑诸贤确论，考成药母，为辨药指南。药品化生之义，发源于此。

药之命名，俱有意义，或以体，或以色，或以气，或以味，或以形，或以性，或以能，或以力，或以地，或以时。惟格物者，先能辨此，则药之义理，思过半矣。

每药一品，须分八款，更有次序。曰体，曰色，曰气，曰味，此四者，乃天地产物生成之法象，必先辨明，以备参订；曰形，曰性，曰能，曰力，此四者，藉医人格物推测之义理，而后区别，以印生成。按此八法，交相详辨。庶不为古今诸书所误，以淆惑药理。列法如下：

## 辨药八法

【体】燥、润、轻、重、滑、腻、干；

---

① 攸（yōu优）系：即攸关、相关之意。攸，所也。

② 悬断遥拟：指凭空臆测。

【色】青、红、黄、白、黑、紫、苍；

【气】膻、臊、香、腥、臭、雄、和；

【味】酸、苦、甘、辛、咸、淡、涩；

【形】阴、阳、木、火、土、金、水；

【性】寒、热、温、凉、清、浊、平；

【能】升、降、浮、沉、定、走、破；

【力】宣、通、补、泻、渗、敛、散。

上八款，当验其体，观其色，嗅其气，嚼其味，是定法也。然有不能嗅其气，嚼其味者，须煎汁尝之。惟辨此四者为先，而后推其形，察其性，原其能，定其力。则凡厚薄、清浊、缓急、躁静、平和、酷锐之性及走经、主治之义，无余蕴矣。

**体质所主**

【根】主升。与苗同。

【梢】主降。与尾同。

【头】主补中守。与身同。

【茎】主通。

【叶】属阳，发生，主散，性锐。

【花】属阴，成实，主补。

【子】主降，兼补，能生长①。

【仁】主补，能生②，润利。

【蒂】主宣。

【皮】能降火，主散表。

【肉】主补。

---

① 生长：道光本、文华馆本、郁文书局本作"长生"。

② 生：《辨药指南》《药品辨义》《续修四库》同，道光本、文华馆本、郁文书局本作"主"。

【汁】主润利。

【大】性宽缓。

【中】性猛。

【小】性锐。

【细】性锐。

【尖】性锐。

【通】能行气。

【薄轻】能升。

【厚重】能降。

【干燥】能去湿。

【湿润】能去燥，主补。

【滑腻】能利窍。

【油】能润燥。

## 五色所主

青色主肝，红色主心，黄色主脾，白色主肺，黑色主肾。

五色所主，中有玄理，当知脏腑禀受，乾父坤母，腑属阳象天，脏属阴象地。天垂五气，地布五行，故①有气色、行②色之别。五腑受父气色，五脏禀母行色。但父气色相同，惟母行色稍③异，须验药体之色，配合脏腑。则攻邪补益之法，方得其宜。

胆腑属【风】色青，肝脏属【木】色青，木禀母水黑色，

---

①　故：此前道光本、文华馆本、郁文书局本有"人生其中"4字。

②　行：道光本、文华馆本、郁文书局本作"形"。"行"通"形"。《老子》第二十四章"余食赘行"，清·魏源《老子本义》释为"食之余，形之赘"，又引司马光曰："行、形，古字通用。"下"母行气"亦同。

③　稍：原作"梢"，据道光本、文华馆本、郁文书局本、《辨药指南》《续修四库》及文义改。

由黑化乎紫，故木色多紫。

小肠腑属【热】色红，心脏属【火】色红，火禀母木青色，故火色中青。

胃腑属【湿】色黄，脾脏属【土】色黄，土禀母火赤色，故土色多赤。

大肠腑属【燥】色白，肺脏属【金】色白，金禀母土黄色，故金色多黄。

膀胱腑属【寒】色黑，肾脏属【水】色黑，水禀母金白色，故水色多白。

须先明脏腑之色，以为用药配合。阅诸名方，古人良有深意。如犀角地黄汤，用地黄、黄连、黄芩清胃，配黄色也；丹皮、赤芍清脾，配赤色也。如沙参黄芪汤，用沙参、桑皮清大肠，配白色也；黄芪、甘菊清肺，配黄色也。用青龙汤主治少阳胆腑，配青色也。用白虎汤主治阳明大肠经，配白色也。体会古人之义，类推药色，入脏走腑，补母泻子，无不合法。

**五气所入**

【膻】气入肝。

【臊】气入心。

【香】气入脾。

【腥】气入肺。

【臭】气入肾。

**五气所能**

香能通气，能主散，能醒脾阴，能透心气，能和合五脏①。

---

① 脏：此后道光本、文华馆本、郁文书局本有"缺膻、燥、腥、臭四气，有脱简"10字。

上列膻、臊、香、腥、臭，此为体气。更有性气，为厚薄、缓急、躁静、猛烈、酷锐是也。如人身有先天虚无①之气，有后天米谷之气，所以药品亦有性气、体气之分。

**五味所入**

酸入肝，苦入心，甘入脾，辛入肺，咸入肾，淡入胃。

**五味所走**

酸走筋，苦走血，甘走肉，辛走气，咸走骨。

**五味所养**

酸养筋膜，苦养血脉，甘养肌肉，辛养皮毛，咸养骨髓。

**五味所主**

辛主散，甘主缓，淡主渗，酸主收，苦主泄，咸主软，滑主利，涩主敛。

**五味所能**

凡药品之功，专在于味。一味之中，又有数能。如升降浮沉、定守走破之类。良工用药制方，错综变化之妙，全藉乎此，尤宜详悉。

【辛】能散结，能驱风，能横行，能利窍，能润燥。

【甘】能缓急，能上行，能发生，能润肠，能补气，能补阳。

【淡】能渗泄，能利窍，能下行。

【酸】能收缓，能收湿，能敛散，能敛热，能束表，能活血。

【苦】能坚脆，能燥湿，能直行，能降下，能涌泄，能去

---

① 无：《辨药指南》《续修四库》同，道光本、文华馆本、郁文书局本作"灵"。

垢，能解毒，能开导，能养血，能补阴。

【咸】能软坚，能凝结，能沉下。

【滑】能利窍，能养窍。

【涩】能收脱。

**五味所宜**

肝宜食甘，心宜食酸，脾宜食咸，肺宜食苦，肾宜食辛。

**五味所禁**

肝病禁辛，心病禁咸，脾病禁酸，肺病禁苦，肾病禁甘。

肝病无多食酸，筋病无多食酸，酸多则肉病。

心病无多食苦，血病无多食苦，苦多则皮病。

脾病无多食甘，肉病无多食甘，甘多则骨病。

肺病无多食辛，气病无多食辛，辛多则筋病。

肾病无多食咸，骨病无多食咸，咸多则脉病。

**药之阴阳，属形款内①**

气属【阳】，气厚为纯阳，气薄为阳中之阴。

味属【阴】，味厚为纯阴，味薄为阴中之阳。

辛甘淡属【阳】。内甘淡二味，其性有凉有寒者，又属阴，更宜分辨。

酸苦咸属【阴】。

【阳】则升浮。清阳为天，出上窍，发腠理，实四肢。

【阴】则沉降。浊阴为地，出下窍，走五脏，归六腑。

考究药理，须有次序，由粗入精，故形之一款，列为第五。如体润有水，色赤有火，气香有金，味甘有土之类。此先贤略而未备，余不敢妄作，姑存五行之理，以俟后贤参入。

① 内：原作"肉"，形近而误，据道光本、文华馆本、郁文书局本改。

### 药性清浊

性凉为【清】，气味俱轻。薄淡者，为清中清品。

性温为【浊】，气味俱重。厚浓者，为浊中浊品。

清中清品，以清肺气，补助天真。如沙参、石斛、甘菊、山药、扁豆之类。

清中浊品，以健脾阴，荣华肤腠。如人参、黄芪、白术、芡实、甘草之类。

浊中清品，以补心血，宁养神志。如丹参、枣仁、生地、麦冬、紫菀之类。

浊中浊品，以滋肝肾，坚强筋骨。如熟地、当归、天冬、枸杞、苁蓉之类。

### 药性所养

【温】养肝胆，【热】养心神，【湿】养脾阴，湿即濡润之品。【清】养肺气，清即性凉及轻淡之品。【寒】养肾精。

### 药性所主

【寒】主于沉，【热】主于浮，【温】主于补，【凉】主于清。

【风】主于升，【燥】主于通，【湿】主于润，【清】主于和，【浊】主于降。

### 药性所用

用热解表，用寒攻里。用辛甘发散，用淡渗泄，用酸苦涌泻，用咸沉下。

寒热温凉，在天则为气，在药则为性。从来本草混误为气，今已订正。

### 药力所主

能，已见气味款内，故止论力。

【宣】可去壅。【通】可去滞。【补】可去弱。【泻】可去闭。【轻】可去实。与虚同。【重】可去怯。与实同。【滑】可去着。与腻同。【涩】可去脱。【燥】可去湿。与干同。【湿】可去枯。与润同。【寒】可去实。【热】可去寒。与温同。【雄】可表散。【锐】可下行。【和】可安中。【缓】可制急。【平】可主养。【静】可制动。

此古圣用药十八法，探①入造化之窟。制方之义，必本于是。如云至静而能制群动，无形而能生有形。此太极玄机，藉学者深心领会，神而用之。

医家用药，如良将用兵。药品，兵也。主将练兵，必先分别武艺，区列队伍，知其膂力伎俩，可使破敌奏功。故用药品，亦须分门派类。自方古庵②微立其义，继而盛后湖③始④列其门，犹未详悉。余则更加参订，分气、血、肝、心、脾、肺、肾、痰、火、燥、风、湿、寒，各为一门。逐门之内，排款有序。使良工用药切当，攻邪补益，不致混淆。

稽历代明医治病神效，不在用药奇异，而在运意深远。况怪异草木，世所罕有；珍贵药石，坊多伪售，是欺世者之所为也。所以洁古老人，囊中止用百品；丹溪先生，仅用七十二味，皆寻常日用之药。余悉遵诸贤稔⑤用切要者，逐一详订。其他险异之药，皆不入论。

---

① 探：《辨药指南》《药品辨义》《续修四库》同，道光本、文华馆本、郁文书局本作"深"。

② 方古庵：明代医家，名广，字约之，号古庵，新安休宁（今安徽省休宁县）人。崇朱丹溪之学，对程充所著《丹溪心法》进行删补，著成《丹溪心法附余》二十四卷，成书于1536年。

③ 盛后湖：明代人，生平未详，辑有《行囊备用方》一卷，已佚。见《医藏书目·旁通函目》。

④ 始：《辨药指南》《续修四库》同，《药品辨义》作"分"，道光本、文华馆本、郁文书局本作"更"。

⑤ 稔（rěn 忍）：熟悉。

# 卷 二

## 气 药

**藿香** 属纯阳，体干枯，鲜润。色干苍，鲜青。气青①香，味甘辛，云苦，非。性温，能升能降，力行胃气，性气厚而味薄。入脾、肺、胃三经。

藿香，甘温入脾，兼辛入肺，其气芳香，善行胃气。以此调中，治呕吐霍乱；以此快气，除秽恶痞闷。且香能和合五脏，若脾胃不和，用之助胃，而进饮食，有醒脾开胃之功；辛能通利九窍，若岚瘴时疫用之，不使外邪内②侵，有主持正气之力。凡诸气药，独此体轻性温，大能卫气，专养肺胃。但叶属阳，为发生之物，其性锐而香散，不宜多服。

苗香气者佳。薄荷气者，乃异种薄荷，非藿香也。晒干，取叶同梗用。与豆酱同食堕胎，忌之。

**香附** 属阳中有微阴，体重实而小，色紫，气香，味辛重、微苦，云甘，非。性温而燥，能降，力快气，性气重而味轻。入肺、肝二经。

香附，辛主散，苦主降，用以疏气开郁，非独女人之圣药也。但女性偏滞，多气多郁，尤宜疏散耳。因气香燥，用童便

---

① 青：《辨药指南》《续修四库》同，道光本、文华馆本、郁文书局本作"浮"。

② 内：原脱，据道光本、文华馆本、郁文书局本、《辨药指南》及文义补。

制之，横行胸臆间，解散痞闷。凡气郁客热，藉以降下而舒畅①也。因味辛散，乃用醋炒，佐入肝经，以理两胁及小腹痛。凡血瘀经滞，藉以行气而快滞也。若炒黑用，治淋沥及崩漏。盖因气郁，以此疏之，顺其气而血自止也。由血随气行，血药中多用之，但气实而血不大虚者为宜。若气虚甚者用之，愈损其气，燥其血矣。故血虚崩漏者，又不可用。

童便浸，一日一换，多制数遍为妙。气分中圣药。忌铁器。

**乌药** 属阳中有微阴，体坚实而大，色肉苍、皮黑，气雄，味辛带微苦，性温，能降，力行气，性气厚而味薄。入脾、胃二经。

乌药，气雄性温，故快气宣通，疏散凝滞，甚于香附。外解表而理肌，内宽中而顺气。以此散寒气，则客寒冷痛自除；驱邪气，则天行疫瘴即却；开郁气，中恶腹痛，胸膈胀满，顿然可减；疏经气，中风四肢不遂，初产血气凝滞，渐次能通，皆藉其气雄之功也。

米泔水浸三四日，令透方好，切片用。

**厚朴** 属阳中有阴，有土与火。体干，色紫，气微香，味微辛、略苦，性微温，能升能降，力泄实满，性气与味俱厚。入胃经。

厚朴，性味辛温，能散去寒湿之邪；带苦，能降泄肠胃之实。因脾胃恶湿，以此燥之，专平胃气，主泻中焦壅滞。若胸腹胀满，郁而不散，食积于胃，羁而不行，非此不能条达舒畅，故用治痞闷嗳气、吞酸嘈杂、呕吐。同解散肌表之药，却卫气有余；助分理阴阳之剂，清大肠多阻。但泻而腹痛有积滞者，

---

① 畅（chàng 唱）：通"畅"。《汉书·郊祀志·第五上》"草木畅茂"颜师古注："畅与畅同。"

卷二

二五

用之为宜。若暴泻如水，滑泻无度者，肠胃已虚，忌此辛散。

厚而色紫者佳。去粗皮用。忌豆同食，食之动气。

**大腹皮**　属阴，体轻枯，色苍，气和，味微咸，云苦辛，非。性凉，云温云寒者，皆非。能升能降，力消胀肿，性气与味俱淡而薄。入肺、脾、胃、大小肠五经。

腹皮，皮主走表，故能宽胀；味咸软①物，故能消肿。体质轻枯，轻可去实，用此疏通脾肺之郁；气味淡薄，淡主渗泄，用此畅利肠胃之滞②。若皮肤浮肿，若脚气胀痛，若胎气肿满，若鼓胀之阴阳不能升降，独此为良剂。丹溪常用之。或疑为有毒，或轻为贱物，皆非其意矣。

腹皮树多栖鸩鸟，恐染鸩毒，宜以酒洗，或以盐汤净，晒干用。

**木香**　属阳，体重而坚，色苍，气香窜，味辛而微苦，性热，能升能降，力调诸气，性气与味俱厚。入肺、脾、肝三经。

木香，香能通气，和合五脏，为调诸气要药。盖诸气膹郁，皆属于肺，故上焦气滞用之，为金郁则泄之也；中气不运，皆属于脾，故中焦气滞用之，为脾喜芳香也；大肠气闭则后重，故下焦气滞用之，为塞者通之也。以此治痞闷嗳气、水肿腹胀、痢疾脚气，皆散滞调气之功。但辛香属阳，阳则升浮，如中焦、下焦结滞，须佐槟榔坠之下行。因性香燥，同黄连、黄芩治痢疾，同黄柏、防己治脚气，皆藉寒药而制其燥，则用斯神矣。若怒气拂下③攻冲，遍身作痛，以此使肺气调，则肝④气自伏。

---

①　软：原作"敛"，据诸校本及文义改。

②　滞：此后道光本、文华馆本、郁文书局本有"气"。

③　下：《辨药指南》《续修四库》同，道光本、文华馆本、郁文书局本作"逆"，义长。

④　肝：《辨药指南》《续修四库》同，道光本、文华馆本、郁文书局本作"肺"。

若肝气郁致胁肋小腹间痛，同青皮疏之，令肝气行，则血顺痛止。惟痘疮实者，忌用。

用广木香，体重实如枯骨而坚、嚼之粘牙者良。临煎切入，勿使隔久，恐香气散，无力。

**槟榔** 属阳中有阴，体重实，色紫花纹，气和，味辛苦，性温，能沉，力破结滞，性气轻而味厚。入肺与大肠二经。

槟榔，体重而实，味厚而沉，沉实主降，专坠诸药，以导中焦、下焦结滞之气也。故能逐水气，消谷食，除痰癖，削积块，追诸虫，攻脚气，通痢疾后重。数症之功，性若铁石，验如奔马，东垣言之详矣。但泻至高之气，较枳实、青皮尤甚，不可过服。

顶尖状如鸡心、体坚者佳。闽粤人常服，以祛压瘴气。同类顶平者，另名大腹子。

**桔梗** 属阴，体干，色白带淡黄，气和，味苦，云带辛，非。性凉，云微温，非。能升，力开提利膈，性气与味俱薄而轻。入肺、脾二经。

桔梗是根，根主上行，且气味清①薄，轻清者升，是以专入肺经，与甘草并行，同为舟楫之剂。如入凉膈散，偕硝、黄诸品，以导胸中，使不峻下；入四物汤，同归、芍等药，以治咽嗌，居于上焦，取其提载之力也。因其味苦，苦亦能发，若咳嗽喘急，为痰火之邪郁在肺中，及痢疾腹痛，是肺金之气郁在大肠，取其苦以开之也。又气味轻清，若风热壅闭，头目不清，咽痛不利，鼻塞不通，及胸膈痞满，能行上行表，达窍之

---

① 清：《辨药指南》《续修四库》同，道光本、文华馆本、郁文书局本作"轻"。

先剂也。倘下虚及怒气并血病、火病炎上①者，断不可用。

用南产者佳。北方者味甘，但能提载，不能开散。宜辨之。

**陈皮** 属阳中有阴，体干大而轻，色皮黄、肉白，气香细，味辛苦，性温，能升能降，力理肺脾，性气薄而味厚。入肺、脾，兼走诸经。

陈皮留白，取其色白入肺，气香入脾，因体大则缓，缓则迟下，故主二部而和中。味辛则散，散则分解，故泄逆气而快膈。用治膈痰呕逆、谷食酒毒，功在苏梗、枳②壳之上。以其性温，能补肺脾，须藉监制之药用之。助参、苓暖胃，佐白术健脾，和甘草益肺，同半夏渗湿，合青皮去滞，参竹茹治呃。且辛香泄气，如目痛胁胀，盛怒动气，俱忌③用之。因主至高之分，故曰陈皮治高气，青皮治低气。此言大略，然亦通用。

用广产者佳。取其陈久，燥气全消。温中而不燥，行气而不峻，故名陈皮。

**苏梗** 属阳，体干而虚，色青，气和，味甘、微辛，性微温，能升能降，力顺诸气，性气与味俱薄。入脾、胃、肺三经。

苏梗，体质中通，通可去滞，能使郁滞上下宣行。凡顺气诸品，惟此纯良。其性微温，比枳壳尤缓。病之虚者，宽胸利膈，疏气而不迅下。入④安胎饮，顺气养阴；入消胀汤，散虚肿满。

---

① 炎上：《辨药指南》《药品辨义》《续修四库》同，道光本、文华馆本、郁文书局本作"痰上逆"。

② 枳：原作"桔"，据道光本、文华馆本、郁文书局本、《辨药指南》及《药品辨义》改。

③ 忌：道光本、文华馆本作"宜"。

④ 入：原作"如"，据道光本、文华馆本、郁文书局本、《辨药指南》及上下文义改。

紫苏叶、梗、子，各分功用，古来混列，今特另载。

**枳壳** 属阴，体干而大，色淡黄而白，气微香，味苦、微辛，鲜者带酸。性微寒而缓，能降，力利肺气，性气薄而味厚。入肺、脾、胃、大肠四经。

枳壳，色白味苦，专利肺气。因体质大，则性宽缓而迟下，通利结气而不致骤泄，故主上焦，以治气分。因味带辛，用之散滞。疗胸膈间痞满，宽膨胀，逐水气，消痰饮，推宿食，顺气逆，止咳嗽。又肺主毛皮，治遍身风痒，疏解瘾疹，通利关节。且肺与大肠为表里，兼宽大肠，以除结痢，祛痔痛，理肠风。抑其气以行血，使胎前无滞，佐白术安胎，最为神妙。凡快气之品，勿宜多用。

枳壳、枳实，同是一种，大为壳，小为实。用陈久者良。能沉，力疏。

**枳实** 属纯阴，体实而中，色黄，气香而雄，味大苦、微辛，云酸，非。性寒而酷，能降，力泄胃实，性气与味俱厚。入脾、胃、大肠三经。

枳实，色黄，味大苦，专泄胃实。因体质中，则性猛酷而速下，开导坚结，有推墙倒壁之功。故主中脘，以治血分。疗脐腹间实满，消痰癖，祛停水，逐宿食，破结胸，通便闭，非此不能也。若痞满者，因脾经有积血，如脾无积血则不满；若皮肤作痒，因积血滞于中，不能荣养肌表；若饮食不思，因脾气郁结，不能运化，皆取其辛散苦泻之力也。为血分中之气药，惟此称最。

**青皮** 属阴中有阳，体干而小，色青，气香而膻，味苦辛，性凉而锐，<sub>云温云寒，皆非</sub>。能沉，力疏①肝气，性气与味俱厚。入肝、胆、三焦三经。

青皮，色青，味苦而辛，专疏肝气。因体质小，则性锐烈而直下。善导郁滞，有推陈致新之力。故主下部，以治气分②。因味辛重，用之削坚。疗小腹间积痛，治疟疾，散疝气，理胁下痛，解郁平怒，莫胜于此也。用三四分入胆腑，能伏惊气。其气味厚，最能发汗③。若表虚，禁用。

青皮，即橘之小者，未成熟而自落。皮紧厚、破裂四瓣者佳。醋炒，治胁痛；炒黑，入血分。

**白豆蔻**<sub>附草豆蔻④</sub> 属纯阳，体燥而细，色肉白、皮苍，气香而雄，味大辛，性热，能浮，力温肺宽胀，性气厚而味薄。入肺、脾、胃三经。

豆蔻，气香味辛，别有清高之气。荡散上焦结滞，专主肺胃。治胸中冷逆，胃冷呕吐，脾虚疟疾，肺寒眼白生翳，感寒腹痛，行气之功甚捷。以其气雄辛热，纯阳之品，服之暂快胸膈。虚人久用，消元气，渐成痼疾，慎之。

白豆蔻去壳炒香，捣碎用。不宜久宿。

草豆蔻，味辛，却滞气膈痰；性温，除胃痛冷物，风寒客邪在上部，无不驱散。但郁热者，忌用。

---

① 能沉力疏：此4字原无，据《辨药指南》《药品辨义》及文义补，又道光本、文华馆本作"能浮能沉，力疏"。

② 气分：原作"水分"，《辨药指南》《药品辨义》《续修四库》同，于义不顺，故据道光本、文华馆本、郁文书局本改。

③ 厚最能发汗：《辨药指南》《药品辨义》《续修四库》同，道光本、文华馆本、郁文书局本作"最厚，能发汗"。

④ 附草豆蔻：此4字原无，据文中附药草豆蔻补。

**砂仁**附益智① 属阳中有阴，体细，色肉白、皮苍，气香，味辛带苦，性温，能降，力疏脾②胃，性气与味俱厚。入脾、胃、肺、肾、大小肠、膀胱七经。

砂仁，辛散苦降，气味俱厚，主散结导滞，行气下气良品。取其香气能和五脏，随所引药通行诸经。若呕吐恶心，寒湿冷泻，腹中虚痛，以此温中调气；若脾虚饱闷，宿食不消，酒毒伤胃，以此散滞化气；若胎气腹痛，恶阻食少，胎胀不安，以此运行和气。肺有伏火，忌之。

益智，味辛，开发郁结而和中；性温，善逐胃寒而止呕。且温以入肾，治肾虚遗精，小便余沥，其功独胜。

**萝蔔子** 属阳，体细而内润，色肉白、皮黄，气炒香，味甘辛，性温而锐，能降，力下气，性气与味俱厚。入脾、胃二经。

蔔子，体细性锐，味辛能降，用之宽中满，解郁痞，除喘嗽，祛风痰。且气香和脾，助胃化食，治老幼之佳珍也。

略炒香研碎用。不宜久宿。

**沉香** 属纯阳，体重实而坚，色黄而带黑，气香窜，味苦辛带微甘，性温，能升能降，力和诸气，性气厚而味薄。入肺、肾二经。

沉香，纯阳而升，体重而沉，味辛走散，气雄横行，故有通天彻地之功。治胸背四肢诸痛及皮肤作痒，且香能温养脏腑，保和卫气。若寒湿滞于下部，以此佐舒经药，善驱逐邪气；若

---

① 附益智：此3字原无，据文中附药益智补。

② 脾：《辨药指南》《药品辨义》《续修四库》同，道光本、文华馆本、郁文书局本作"肝"。

跌扑损伤，以此佐活血药，能散瘀定痛；若怪异诸病，以此佐攻痰药，独降气安神。总之，流通经络，血随气行，痰随气转，凡属痛痒，无不悉愈。

沉香坚重沉水，产广东、色黑带黄者佳。色纯黑，味酸，不堪入药。合丸散，忌火日。

藿香，为和气开胃之品。

厚朴、腹皮，主治气满，为平胃宽胀之品。

香附、乌药，主治气郁，为快滞散结之品。

木香、槟榔，主治气壅，为调中降下之品。

桔梗、陈皮，主治气膈，为升提开散之品。

苏梗、枳壳，主治气逆，为宽胸利膈之品。

枳实、青皮，主治气结，为调胃泻肝之品。

豆蔻、砂仁，主治气滞①，为温上行下之品。

萝子，为下气消食之品。

沉香，为降气定痛之品。

以上气药，皆属辛香。辛香则通气，取其疏利导滞，为快气、破气、行气、清气、顺气、降气、提气之用，非补气药也。肺药、脾药门，有补气之剂。

# 血　药

**赤芍药**　属阴，体干，色赤，气和，味苦带酸，性寒，能降，力泻肝火，性气薄而味厚。入肝与小肠二经。

赤芍，味苦能泻，带酸入肝，专泻肝火。盖肝藏血，用此清热凉血。入洞然汤，治暴赤眼；入犀角汤，清吐衄血；入神

---

① 滞：原作"治"，据道光本、文华馆本、郁文书局本、《辨药指南》《续修四库》及文义改。

left margin: 药品化义　三二

仙活命饮，攻诸毒热痛，以消散毒气；入六一顺气汤，泻大肠闭结，使血脉顺下。以其能主降，善行血滞，调女人之经，消瘀通乳；以其性禀寒，能解热烦，祛内停之湿，利水通便。较白芍味苦重，但能泻而无补。

内有花纹者佳。名金钱芍药。

**地榆** 属阴，体干而重，色赤，气和，味苦，云带酸甘，皆非。性寒，能沉，力凉血，性气薄而味厚。入肝、大肠二经。

地榆，色、性、气、味，与赤芍相同，但味苦稍①重。取其苦寒胜热，用之凉血泻肝。因体重而沉，专主下部。凡肠红溺血、女人崩漏血淋，以此清之，不使下泄妄行，而血自止矣。若下部失血久，则清气下陷，性寒忌之。又以此除恶血，定痛，治金疮止血，解诸毒热痛，神妙。

体韧如绵，故名绵榆。凡凉血，枯芩为上使，黄连为中使，地榆为下使。因其体味，芩轻连重，榆更重耳。

**五灵脂** 属阴，体润，色黑，气燥，味大苦，云甘，非。性寒，云温，非。能沉，力能通行，炒止血，性气与味俱厚而浊。入肝经。

五灵脂，聚于土中，结如凝脂，受五行之灵气而成，故名之。其味苦如胆，以苦寒泻火，生用行血而不推荡，非若大黄之力迅而不守。以此通利血脉，使浊阴有归下之功。治头风噎膈、痰痫癫疾、诸毒热痛、女人经闭、小腹刺痛、产后恶露，大有神效。其色黑如铁，凡血遇黑则止，炒用以理诸失血症，令血自归经而不妄行。能治崩中胎漏及肠红血痢，奏绩独胜。因味苦气膻，入肝最捷。

---

① 稍：原作"梢"，据道光本、文华馆本、郁文书局本、《药品辨义》及文义改。

状若沥清、色黑、糖心、润泽者佳。是号寒虫粪①。多夹砂石，研末，酒淘去，晒干用。恶人参，同用损人，慎之。

**玄胡索**　属阴中有阳，体实而小，色黄，气和，味苦重、略辛，云甘，非。性凉，云温，非。能降，力破血滞，性气薄而味厚。入脾、胃、肺、肝四经。

玄胡，味苦能降，辛利窍，色黄入脾。盖脾主统血，管理一身上下，血中气滞，气中血滞。用醋炒，治胸膈胃气痛，小腹肝气疼；酒拌②，治经水不调，崩中淋沥，产后恶露。生用，凡血凝滞者，悉可疗治。但行血之品，胎前忌用。

择色如黄金、粗大者佳。

**红花**　属阳，体轻，色红，气膻，味辛、微苦，性温，能升能降，力少用补，多用散，性气薄而味浓。入心、肝二经。

红花，色红类血，味辛性温，善通利经脉，为血中气药。能泻而又能补，各有妙义。若多用三四钱，则过于辛温，使血走散。同苏木逐瘀血，合肉桂通经闭，佐归、芎③治遍身或胸腹血气刺痛，此其行导而活血也。若少用七八分，取其味辛以疏肝气，色赤以助血海，大补血虚，此其调畅而和血也；若止用二三分，取其色赤入心，以配心血，又借辛味解散心经邪火，令血调和，此其滋养而生血也。分量④多寡之义，岂浅鲜哉！

---

①　号寒虫粪：道光本、文华馆本、郁文书局本、《辨药指南》《续修四库》同，《药品辨义》作"名寒号虫之矢"。据《开宝本草》五灵脂又名"寒号虫粪"及《药品辨义》，似当作"寒号虫粪"。

②　拌：此后道光本、文华馆本、郁文书局本有"炒"字，《药品辨义》作"酒炒行血"，按义当有"炒"字。

③　芎：《辨药指南》《药品辨义》《续修四库》同，道光本、文华馆本、郁文书局本作"芍"。

④　量：道光本、文华馆本、郁文书局本作"两"。

**桃仁** 属阴中有微阳，体润，色肉白、皮赤，气和，味苦重、微甘，性寒，能降，力行血润肠，性气轻而味浊。入肝与大肠二经。

桃仁，味苦，能泻血热，体润，能滋肠燥。若连皮研碎多用，藉其赤色，以走肝经，主破蓄血，逐月水及遍身疼痛，四肢木痹，左半身不遂，左足痛甚者，以其舒经，活血行血，有去瘀生新之功；若去皮捣烂少用，取其纯白，以入大肠，治血枯便闭，血燥便难，以其濡润，凉血和血，有开结通滞之力。

**三棱** 属阴，体重而实，色黄带白，气和，味微苦，性凉，能升能降，力破血中之气，性气与味俱轻。入肺、肝二经。

三棱色白入肺，属气分，以其味苦体重，专破血中之气，能彻上彻下，有雷厉风行之势。主消老癖癥瘕，结块气胀，女人经闭，死胎难下，产后宿血，扑损积瘀，无不奏效。恐伤真气，不宜久服。虚人及孕妇，皆勿宜用。

体重者佳。面包火煨，加醋炒用。

**蓬术** 属阳，体坚而肥，色紫，云黑，非。气和，味微辛，性温而烈，能升能降，力破气中之血[1]，性气薄而味厚。入肝经。

蓬术，色紫，入肝，属血分。以其味辛性烈，专攻气中之血，主破积削坚，有星移电闪之能。去积聚癖块，经闭血瘀，扑损疼痛，与三棱功用颇同。亦勿过服。

以醋炒用。又名蒁术。

**槐花** 属阴，体轻，色淡黄，气和，味苦，性寒，能沉，

---

[1] 气中之血：原作"气之中血"，于义不顺，据道光本、文华馆本、郁文书局本及文义改。

力凉血，性气薄而味厚①。入肺、大肠二经。

槐花，二三月萌蕊，四五月开放，从木令生，而成于火月。火性味苦，苦能直下，且味厚能沉。主清肠红下血，痔疮肿痛，脏毒淋沥。此凉血之功，独在大肠也。大肠与肺为表里，能疏皮肤风热，是泄肺金之气也。

拣净花子，略炒黑用。

**蒲黄** 属阳，体轻，色黄，气微香，味甘，性平，能升能降，力生破血、炒止血，性气薄而味厚。入脾经。

蒲黄，色黄气香，专入脾经。若诸失血久者，炒用之以助补脾之药摄血归源，使不妄行。又取体轻行滞，味甘和血，上治吐衄咯血，下治肠红崩漏，但为收功之药。在失血之初用之无益。若生用，亦能凉血消肿。

**侧柏叶** 属阴，有金。体润，色青翠，气清香，味苦涩，性凉，能降，力敛血，性气轻清而味浓。入肝、心、脾、肺四经。

侧柏叶，味苦滋阴，带涩敛血，专清上部逆血。凡吐血、衄血、咳血、唾血诸症，功高犀角。取其色常青，凌冬不凋，长生之物，主养肝胆，胆气清则能上升，余脏从之宣化。其气清香，味涩，大能敛心，心宁则神安而生血。其体润性凉，亦能滋肺，肺清则脏和而生气。又得阴气最厚，如遗精白浊，尿管涩痛，属阴脱者，同牛膝治之甚效。

柏有数种，取侧叶者佳，故名侧柏。作丸散，阴干用，炒燥为末。每服二钱，汤调下。治痔疮最妙。

**苏木** 属阳中有阴，体重实，色赭黄，煎汁红，气和，味

---

① 味厚：原作"厚味"，据道光本、文华馆本、郁文书局本、《辨药指南》《药品辨义》及文义乙转。

煎热甘重，带微咸，冷则又苦，<sub>云酸辛，皆非</sub>。性凉，能降，力破瘀，性气薄而味浓。入肝、胃、大肠①三经。

苏木，味甘，能润肠胃；味浓，能直降下，带咸而能软坚，有苦而能去垢。以此活血逐瘀，善通下部积热，女人经闭，产后血胀发晕，跌扑凝血。同红花、桃仁、玄胡索、五灵脂，皆血滞所宜。然苏木煎浓红色，与血相合，及红花二品，用破蓄瘀，功力尤胜。

嚼则无味。煎热尝之，味甘带咸，待冷复尝，但苦而已。药味之难辨如此。

赤芍、地榆，主治血热，为凉血清肝之品。

灵脂、玄胡，主治血痛，为活血化滞之品。

红花、桃仁，主治血滞，为行血破瘀之品。

三棱、蓬术，主治血积，为消血破气之品。

槐花，为大肠凉血之品。

蒲黄，为脾经止血之品。

柏叶，为清上敛血之品。

苏木，为行下破血之品。

以上血药，用苦酸者，凉血敛血；用辛苦者，行血破血。取其清热导滞，为破瘀活血、和血止血之用，非养血药也。肝药、肾药门，有补血之剂。

---

① 肠：原误作"脾"，据道光本、文华馆本、郁文书局本、《辨药指南》《续修四库》及文义改。

# 卷 三

## 肝 药

**牡丹皮** 属阴中有微阳，体皮干，色紫，气辛香，味微苦、略辛，性微凉，<sub>云寒云温，</sub> <sub>皆非。</sub>能降，力疏肝清血，性气薄而味厚。入肝、肾、胞络三经。

牡丹，钟天地之精，群花之首，发于冬而盛于春。特取其皮入肝，泻阴中之火。因味苦则补阴，辛能散结，以此疏畅肝气，使血清和。所妙在微苦略辛，味厚可降，故能降火而不推荡，益血而不腻滞。若肝有余，则火盛血逆，血热妄行，以其微苦，下行降火，兼以辛散阳，用治吐血、衄血，通经逐瘀；若肝不足，则荣中血少，热气郁结，以其略辛，散结止痛，兼以苦益阴，用治牙疼腰痛，赤淋白带。以此清热疏郁，使阴血不受火烁，不患阻滞，推陈致新，滋阴养血，为调经产后必用要药。胎前忌之。以能去血中之热，故痘疮、壮热、烦红，用为良剂。取其皮能降火散表，以丹皮治无汗骨蒸，地骨皮除有汗骨蒸，大有殊功。

川丹皮内外俱紫，气香甚，味重，治肝之有余。亳州①丹皮外紫内白，气和，味轻，治肝之不足。通取皮厚实而粗大者佳。去心，酒洗用。

牡丹皮与紫参，体色、性味相同，世作丹皮，遂弃紫参耳。今肆

---

① 亳州：原作"毫州"，据道光本、文华馆本、郁文书局本、《续修四库》及《药品辨义》改。

绝少，姑载之。盛后湖尝叹世莫知用。参者，参也，使之参赞本脏。古人取五色参，各从本脏色分配五脏。以紫参益肝，丹参养心，人参健脾，沙参补肺，玄参滋肾，各为主治。今为五脏药之冠。

**续断** 属阴中有微阳，体根干，色淡紫、微黄，鲜青。气和，味苦重带辛，性凉，云温，非。能升能降，力续筋调血，性气轻而味清。入肝、胆、肺三经。

续断，苦养血脉，辛养皮毛，善理血脉伤损，接续筋骨断折，故名续断。外消乳痈瘰疬，内清痔漏肠红。以其气和味清，胎产调经，最为稳当。且苦能坚肾，辛能润肾，可疗小便频数，精滑梦遗，腰背酸疼，足膝无力。此皆肾经症也。若同紫菀用之，调血润燥，治血枯便闭。大能宣通血气，而不走泄。

状如鸡脚、皮黄绉者佳。酒浸①一宿，晒干用。

**生地** 属阴中有微阳，体濡润，色紫，气和，味甘带微苦，性凉，能浮能沉，力清肝凉血，性气薄而味厚。入肝、心、肾、胆四经。

生地，味甘凉血，带苦益阴，色紫入肝，通彻诸经之血热。若吐血衄血，便血溺血，血崩胎漏，血晕及疮疡诸毒，跌扑折伤，皆属血热，以此清热而凉血；若骨蒸劳怯，目痛头眩，五心烦热，大小肠燥，腰腿酸疼，皆属阴虚，以此滋阴而养血。如忧患②焦思，文章苦志，为政劳神，三者未有不动心火，火动则耗血，以致心虚惊悸，头晕目昏，舌干口燥，宜取濡润清凉，同麦冬养神而生血。盖肝气热则胆虚，此独使肝清而胆受

---

① 浸：原无，据文华馆本及文义加。

② 患：《辨药指南》《药品辨义》《续修四库》同，道光本、文华馆本、郁文书局本作"恚"。

其荫①，故有益胆之功。肝木旺则克土，此又使肝平而脾去其仇，更有助脾之效。

产于怀庆，体粗大、内如菊花心者佳。晒干，铜刀切片。忌铁器。合丸，酒浸三日，捣烂用。

**熟地** 属纯阴，有水与土。体濡润，色黑，气微香，味甘，性制温，能沉，力补血，性气与味俱厚。入肝、肾、心、胆四经。

熟地，产于中州，独受中央戊土，土之色黄，故名地黄。藉酒蒸熟制黑，而为纯阴，味苦化甘，性凉变温，专入肝脏补血。因肝苦急，用甘缓之。兼主温胆。又心为肝之子，能益心血。取色黑走肾，更补肾水。凡内伤不足，苦志劳神，忧患伤血，纵欲耗精，调经胎产，皆宜用此。安五脏，和血脉，润肌肤，养心神，宁魂魄，滋补真阴，封填骨髓，为圣药也。取其气味浓厚，为浊中浊品，以补肝肾。故凡生熟地黄、天麦门冬、炙龟板、当归身、山茱萸、枸杞、牛膝，皆黏腻濡润之剂，用滋阴血，所谓阴不足者补之以味也。

用怀庆大生地，酒蒸三次，日晒干，铜刀切片。南产者细小，气味不香，勿堪用。如有膈痰，姜汁拌加入。

**天麻** 属阳，体重而实，色苍白，气和，味甘，云辛云苦，皆非。性平而缓，云温，非。能升能降，力缓肝，性气与味俱薄。入肝经。

天麻，性气和缓，经曰：肝苦急，以甘缓之。用此以缓肝气。盖肝属木，胆属风。若肝虚不足，致肝急坚劲，不能养胆，则胆腑风动，如天风之鼓荡，为风木之气，故曰：诸风掉眩，

---

① 荫：原作"瘾"，为"荫"之异体字"癊"形近而误，故据文义改。后文"大肠受荫"同此例改。

皆属肝木。由肝胆性气之风，非外感天气之风也，是以肝病则筋急。用此甘和缓其坚劲，乃补肝养胆，为定风神药。若中风、风痫、惊风、头风、眩晕，皆肝胆风证，悉以此治。若肝劲急甚，同黄连清其气。又取其体重降下，味薄通利，能利腰膝，条达血脉，诸风热滞于关节者，此能舒畅。凡血虚病中之神药也。

取色白、明亮者佳。油黑者不用。湿纸裹，煨软，切片。饭上蒸软亦可。

**当归** 属阳①，体濡润，色黄而白，气香，味辛带甘，云苦，非。性温，能升能降，力补肝，性气与味俱厚。入肝、脾二经。

当归，性温能散，带甘能缓，经曰：肝欲散，以辛散之，肝苦急，以甘缓之。缓之散之，肝性所喜即所为补，故专入肝，以助血海，使血流行。凡药体性，分根升、稍②降、中守，此独一物而全备。头补血上行，身养血中守，稍破血下行，全活血，运行周身。治血虚不足，纵欲耗精，阴虚劳怯，去血过多，痈毒溃后，此皆血脱，用归头以补血也；治精神困倦，腰痛腿酸，女人血沥③，目痛牙疼，疟久虚证，纯血痢疾，此皆血少，用归身以养血也；治诸肿毒，跌扑金疮，皮肤涩痒，湿痹瘢癖，

---

① 阳：《辨药指南》《药品辨义》《续修四库》同，道光本、文华馆本、郁文书局本作"阴"。

② 稍：道光本、文华馆本、郁文书局本作"梢"。"稍"原指禾末，后泛指末端、枝梢，与"梢"同义。宋·欧阳修《生查子》："月上柳稍头，人约黄昏后。"

③ 沥：他本同，文华馆本作"涩"。

经闭瘀蓄，此皆血聚，用归尾①以破血也。若全用，治血虚昏乱者，服之即安。有各归气血于经络之功，故名当归。取其气香体润，同参、术用，滋脾阴。如脾虚者，米拌炒用，使无便滑之虞。凡痰涎者，恐其黏腻；泄泻者，恐其滑肠；呕吐者，恐其泥膈；气喘声哑者，恐其辛温。心性喜敛，肺气欲收，切宜忌之。

皮黄、肉白者佳。体枯小、色黑油，勿用。酒净晒干入药。

**川芎** 属纯阳，体重而实，色干灰白，鲜青。气香，味辛，性温，能升能降，力缓肝，性气厚而味薄。入肝、脾、三焦三经。

川芎，夫芎者，穹也，取至高之义，气香上行，能升清阳之气，居上部功多。因其性味辛温，能横行利窍，使血流气行，为血中之气药。以其气升，主治风寒头痛，三焦风热，头面游风，暴赤眼疼②，血虚头晕，用之升解；以其辛散，主治胸膈郁滞，胁肋疼痛，腰背拘急，腿足酸疼，寒痹筋挛，癥结瘿瘰，用之疏散；以其性温，流行血海，能通周身血脉，宿血停滞，女人经水不调，一切胎前产后，用之温养。但单服及久服，反走散胆中真元③，故丹溪云久服能致暴亡。凡禁用者，如心虚血少，惊悸怔忡，肺经气弱，有汗骨蒸，恐此辛温香散故也。如火气升上，吐衄咳嗽，热据痰喘，中满肿胀，恐此引气上腾故也。

① 尾：《辨药指南》《药品辨义》《续修四库》同，道光本、文华馆本、郁文书局本作"梢"。

② 疼：《辨药指南》《药品辨义》《续修四库》同，道光本、文华馆本、郁文书局本作"肿"。

③ 元：《辨药指南》《药品辨义》《续修四库》同，道光本、文华馆本、郁文书局本作"气"。

蜀产体圆、如雀脑实大、色白者佳。枯及油者，勿用。小而中虚，名抚芎，亦能开郁宽胸。

**白芍药** 属阴，体实，色白，气和，味微苦、略酸，性生寒、炒凉，能升能降，力平肝，性气薄味厚。入肝、脾、肺三经。

白芍药，微苦，以能补阴；略酸，亦能收敛。因酸走肝，暂用之生肝。肝性欲散恶敛，又取酸以抑肝，故谓白芍能补，复能泻，专行血海。女人调经胎产，男子一切肝病，悉宜用之，调和血气。其味苦酸，性寒，本非脾经药，炒用制去其性，脾气散能收之，胃气热能敛之。主平热呕，止泄泻，除脾虚腹痛、肠胃湿热，以此泻肝之邪而缓中焦脾气。《难经》所谓损其肝者缓其中。同炙甘草为酸甘相合，成甲己化土之义，调补脾阴神妙良法。取其色白，属在西方，若久嗽者，藉此以收肺。又治痢疾腹痛，为肺金之气郁在大肠，酸以收缓，苦以去垢。故丹溪治痢，每剂用至三四钱，大有功效。若纯下血痢，又非其所宜也。其力不能通行渗泄，然主利①水道者，取其酸敛，能收诸湿而益津液，使血脉顺而小便自行，利水必用以益阴也。若痘疮血不归附者，用以敛血归根。惟疹子忌之。凡诸失血后及初产二十日内，肝脏空虚，不可以酸寒泻肝，伐新生之气，亦禁用。

白色粗大者佳。如细小者，不堪用，伐肝。生，补肝；行经，酒炒；入脾肺，炒用。

**何首乌** 属阴，体熟干实，生润。色熟黑，生紫白二种。气和，味熟甘、略涩，生涩。性熟温，生凉。能沉，敛血，性气薄

---

① 利：原作"痢"，据道光本、文华馆本、郁文书局本及文义改。

而味厚。入肝、胆、肾、膀胱四经。

何首乌藤夜交合，得阴气最厚。藉久蒸制熟，成紫黑色，入肝兼肾。取味甘平、略涩，能益肝，敛血，滋阴。主治腰膝软弱，筋骨酸疼。截虚疟，止肾泻，除崩漏，解带下，皆神验也。且涩能敛热，用此疗头面风疮、皮肤燥痒。涩又能收脱，故云何首乌久痢为宜。白芍药始末俱用也。

生山岛间、体润而嫩大者佳。忌铁器。用铜刀切片，酒净拌，入黑豆，九蒸九晒入药。若平阳泥土，老硬多筋，服之塞血，令人麻木，不可用。

**山茱萸** 属阴，体润，色紫，气和，味酸，性平，云微温，非。能沉，力养肝，性气薄而味厚。入肝、心、肾三经。

山茱萸，色紫味酸，体质濡润，专入肝胆，滋阴益血。主治目昏耳鸣，口苦舌干，面青色脱，汗出振寒，为补肝助胆良品。夫心乃肝之子，心苦散乱而喜收敛，敛则宁静，静则清和，以此收其涣散，治心气虚弱，惊悸怔忡，即虚则补母之义也。肾乃肝之母，肾喜润恶燥，司藏精气，藉此酸能收脱，敛水生津，治遗精白浊，阳道不兴，小水无节，腰膝软弱，腿足酸疼，即子令母实之义也。

酒润去核，晒干用。

**木瓜** 属阴中有阳，体干实，色紫，气和，鲜香。味酸，性凉，能升能降，力泻肝收气，性气与味俱厚。入肝、脾、肺三经。

木瓜，味酸，得肝木之本气；入肝，为血分之涩药。盖筋之不舒，气之不固，皆因于湿热。酸涩能敛热收湿，主舒筋固气，良品。肝藏血，若湿热伤肝，血为热所迫，则筋转而痛。多见于霍乱及脚气红肿，一切湿痹之证。以此酸敛其血热，而筋自舒。因能舒筋，故能益血脉也。肺主气，若湿热伤肺，气为湿所滞，则筋缓而软。多见于暑热，四肢困倦，神昏，腰背脚膝无力。以此酸收其脱散之气，而气自固。因能固气，故能生津液也。但肝喜疏散，此味酸重，用多泻肝，体质干实而不濡润，非若山茱萸可养肝耳。方书云：醒筋骨之湿，莫如木瓜；合筋骨之离，莫如杜仲。古人以此二味酒煎，治久痢，为滑则气脱，涩能收之。所谓气脱能收，气滞能和也。

**益母草**　属阴中有阳，体干，色青，气和，味微苦、略辛，云甘，非。性微凉，云温，非。能升能降，力疏肝活血，性气薄而味厚。入肝与胞络三经①。

卷
三
四五

益母草，味微苦略辛，入肝，清热疏散，专治胎前产后诸症，故名益母。凡胎前气易滞，故恶阻而胎不安；产后血易凝，故血晕而腹痛。以此活血行气，而不推荡，使血气流通，以除凝滞，大有益于阴分，故云有补阴之功。此非濡润之物，体本枝叶，仅可通散，不可滋补。惟用之疏滞气，即所以养真气；用之行瘀血，即所以生新血耳。

种有不同，取紫花者良。五月间嫩时采之，阴干，取叶用。

**大黑枣**　属阳中有阴，体黏润，色肉紫、皮黑，气微香，味甘甜，性温，能沉，力养肝补血，性气与味俱厚。入肝、肾、脾三经。

大黑枣，味甘甜，体黏润，故助阴补血。气味厚，色紫黑，故入肝走肾。主治虚劳，善滋二便。凡补肝肾药中，如滋阴降火汤、茯苓补心汤、产后芎归调血饮、保胎丸、养荣丸、四神

---

①　肝与胞络三经：《辨药指南》《续修四库》同，道光本、文华馆本、郁文书局本作"肝、脾、胞络三经"，《药品辨义》作"肝、心包二经"。

丸，俱宜为佐使。因性味甘温，尤能扶脾养胃耳。且大枣之甘与生姜之辛，二味配合，经云：辛甘发散为阳也。故发表疏散剂中必用之。若中满气喘，呕吐牙疼，疳积虫病，皆忌用。

取肉厚而长大者佳。去核，入药。小枣味酸，不可用。

丹皮主益肝，为清血行气之品。

续断主凉肝，为调血续筋之品。

生地主清肝，为凉血养心之品。

熟地主温肝，为补血滋肾之品。

天麻主缓肝，为益血养胆之品。

当归主补肝，为养血润荣之品。

川芎主缓肝，为助血流行之品。

白芍主平肝，为敛血补脾之品。

首乌主敛肝，为滋阴收脱之品。

山茱主助肝，为宁神固精之品。

木瓜主泻肝，为舒筋收气之品。

益母主疏肝，为活血散滞之品。

大枣主养肝，为补血助脾之品。

# 卷 四

## 心 药

**丹参** 属阴中有阳，体干，色赤，气和，味微苦，性凉，能升能降，力清心调血，性气与味俱轻清。入心与胞络二经。

丹参，原名赤参，色赤，味苦，与心相合，专入心经。盖心恶热，如有邪热，则脉浊而不宁。以此清润之，使心神常清，心清则气顺，气顺则冲和，而血气皆旺也。取其微苦，故能益阴；气味轻清，故能走窍。以此通利关节，调养血脉。主治心腹邪气，寒热瘤疾，骨节肿痛，四肢不遂，经水不调，胎气不安，血崩胎漏，丹毒凝聚，暴赤眼痛，此皆血热为患。用之清养其正，而邪自祛也。古人以此一味代四物汤，通主调经胎产、诸失血症，大有奇功。盛后湖尝赞为血药中良剂。

**茯神** 属阳，体重实而坚，色白，气和，味甘淡，性微温，能守能定，力补心气，性气薄而味重①。入心、脾二经。

茯神，生于枯松根下，因无枝叶上升津气，向下抱根附结，得松之神气而成，不离于本，有依守之义，故名茯神。特取此镇伏心神，能中守而不移。以其体沉重，重可去怯；其性温补，补可去弱。戴人②曰：心本热，虚则寒。如心气虚怯，神不守

---

① 重：《辨药指南》《续修四库》同，道光本、文华馆本、郁文书局本作"厚"，《药品辨义》"性气薄而味重"作"性气无味而薄"。

② 戴人：即张子和（约 1156—1228），名从正，号戴人，睢州考城（今河南兰考）人，金元四大家之一。主张祛邪以扶正，治病善用汗、吐、下三法，后世称"攻下派"。代表作《儒门事亲》。

舍，惊悸怔忡，魂魄恍惚，劳怯健忘，俱宜温养心神，非此不能也。

抱木而生者，为茯神。无木者，另名茯苓。

**酸枣仁** 属阳，体肥润，色皮赤、肉淡黄，气炒香，生腥。味微甘，云酸，非。性炒微温，生平。能升能降，力助血，性气薄而味略厚。入心、肝、胆、脾四经。

枣仁，仁主补，皮赤类心，用益心血。其气炒香化为微温，藉香以透心气，得温以助心神。凡志苦伤血，用智损神，致心虚不足，精神失守，惊悸怔忡，恍惚多忘，虚汗烦渴，所当必用。又取香温，以温肝胆。若胆虚血少，心烦不寐，用此使肝胆血足，则五脏安和，睡卧自宁。如胆有实热则多睡，宜生用以平胆气。因其味甘炒香，香气入脾，能醒脾阴，用治思虑伤脾及①久泻者，皆能奏效。

临用略炒，研碎入药。勿使隔宿，香气走散，少效。

**柏子仁** 属阴中有阳，体润，色白，气微香，味微甘，云微辛，非。性平，云温，非。能浮能沉，力滋养心肾，性气轻而味浓。入心、肝、肾三经。

柏子仁，柏为百木之长，得阴气最厚。其子生于树杪②，含蓄精粹。取香气透心，体润滋血，同茯神、枣仁、生地、麦冬，为浊中清品。主治心神虚怯，惊悸怔忡，颜色憔悴，肌肤燥痒，皆养心血之功也。又取气味俱浓，浊中归肾，同熟地、龟板、枸杞、牛膝，为封填骨髓。主治肾阴亏损，腰背重痛，足膝软弱，阴虚盗汗，皆滋肾燥之力也。味甘亦能缓肝，补肝

---

① 及：《辨药指南》《药品辨义》《续修四库》同，道光本、文华馆本、郁文书局本作"脾虚"。

② 杪（miǎo 秒）：树木的末梢。

胆之不足，极其稳当。但性平力缓，宜多用之为妙。

拣去壳，用入丸，以温火隔纸微焙，碾去油，为末。若油黑者，勿用。

**石菖蒲**　属阳，体干，色皮赤、肉白，气腥，味辛，性温，能升，力开窍，性气清而味薄。入心、肝二经。

菖蒲，寒暑不凋，经岁繁茂，受天地清阳之气而能上升，用入心经以通神明。取味辛利窍，气香能透心气。主治气闭胸膈，痰迷心窍，昏暗健忘，耳聋口噤。暂用此开发孔窍，使神气昌，故名菖蒲。但心性喜敛而恶散，菖蒲、远志皆属辛散，心脏所忌，不可久用及多用。

**远志**　属阳，体干而轻，色苍，气和，味辛重而雄，性温，能升，力豁痰，性气重而味薄。入心经。

远志，味辛重、大雄，入心开窍，宣散之药。凡痰涎沃①心，壅塞心窍，致心气实热，为昏愦神呆，语言蹇涩，为睡卧不宁，为恍惚惊怖，为健忘，为梦魇，为小儿客忤，暂以此豁痰利窍，使心气开通，则神魂自宁也。又取其辛，能醒发脾气，治脾虚久困，思虑郁结，故归脾汤中用之。及精神短少，竟有虚痰作孽，亦须量用。若心血不足，以致神气虚怯，无痰涎可祛，即芎、归味辛，尚宜忌用，况此大辛者乎！诸本草谓味辛润肾，用之益精强志，不知辛重暴悍，戟喉刺舌，与南星、半夏相类。经曰：肾恶燥。乌可入肾耶？特为订误，幸同志者辨之。

用甘草汤浸，去梗，即以此汤煮熟，晒干用。生则戟人之咽。

**竹叶**　属阳中有阴，体润，色青，气清香，味泡汁甘淡，

① 沃：《辨药指南》《药品辨义》《续修四库》同，道光本、文华馆本、郁文书局本作"伏"。

嚼之微苦，性凉，能升能降，力清热，性气与味俱轻清。入心、肺、胆三经。

竹叶，清香透心，微苦凉热，气味俱清。经曰：治温以清。专清心气，叶锐能散，味淡利窍，使心经热邪分解。主治暑热消渴，胸中热痰，伤寒虚烦，咳逆喘促，皆用为良剂也。又取色青入胆，气清入肺，是以清气分之热，非竹叶不能；凉血分之热，除柏叶不效。

竹种类甚多，须择味淡者佳。洗净入药。苦重者，不堪用。

**灯心草**[①]　属阳，有金与水。体虚而最轻，色白，气和，味淡，性平，云寒，非。能升能降，力淡渗，性气与味俱轻清。入心、肺、小肠、膀胱四经。

灯心，气味俱轻，轻者上浮，专入心肺；其味最淡，淡能利窍，使上部郁热下行，从小便而出。主治咳嗽咽痛，眼赤目昏，淋闭水肿，小水不利，暑热便浊，小儿夜啼，皆清热之功也。世疑轻淡之物，以为力薄而忽之。不知轻可去实，淡主于渗，惟此能导心肺之热自上顺下，通调水道，下输膀胱，其力独胜。

丹参主清心，为宁神调血之品。

茯神主补心，为助神生气之品。

枣仁主养心，为安神补血之品。

柏仁主润心，为养神滋肾之品。

菖蒲主开心，为通神利窍之品。

远志主疏心，为开窍豁痰之品。

竹叶主凉心，为散热除烦之品。

灯心主涤心，为导上渗下之品。

---

① 灯心草：原作"灯心"，目录作"灯草"，今律齐。

# 卷　五

## 脾　药

**人参**　属纯阳，有土与金。体微润，色黄，气香而清韵，味甘，带苦者次之。性大温，能升能降，力补脾益肺，性气与味俱厚。入脾、胃、肺三经。

人参，产于辽左，由地之阳在北，受地阳气，不畏冰雪，性大温，色淡黄，原名黄参。取其气香而韵，脾性最喜。脾主生金，兼能益肺。又取味甘而纯，甘则补阳，用补阳气，以固真元，为温脾之圣①药也。主治思虑过度，劳伤心脾，食后昏倦，自汗恶寒，久病胃弱，四肢怕冷，肠鸣作泻，小便频短，此系脾气虚寒，用此温补脾阴。又治劳役过度，饮食不思，怠惰嗜卧，四肢不收，精神困倦，恶寒懒怯，面黄肌瘦，气短虚烦，此系元气下陷，用此升阳益气。若遗精便浊，久泄脾虚，则元阳去而真气散，用此固气，使气固则精不遗；若疟疾久，则邪气衰而元气耗，用此补气，使气实则邪自去；若痢疾久，则积热将尽，而脾脏困极，用此扶脾，使肠胃俱健，痢而能止；若失血久而脉已虚，则血将止而无所统，用此补脾，使脾气旺则能统血，血自归经。若痘疮色白，气虚寒者，用之为宜。色红紫，属实热者，又须禁用。若病后气血两虚，此时几微之血不能速生，参以领气归元，血从气附，即阳生阴长之谓也。如血衰气盛，火烁真阴，又宜戒之。三伏间，火令克金，人多气

① 圣：原作"胜"，据道光本、文华馆本、郁文书局本改。

虚，故用生脉散补养肺气。《雷公》又云：人参夏月少用，恐发心疮之患。盖谓火令炎蒸，流金烁石，参性大温，必伤心气，是知参兼麦冬、五味子则功多，独用则反增害也。凡脾胃实热，肺受火邪，喘嗽痰盛，阴虚劳怯，失血初起，胸膈痛闷，噎膈便结，有虫有积，皆不可用。若二三月及四五月，内郁温热，病初起误用之，如剑锋相刺，下咽即毙；热退愈后，余邪未尽，服之必危。务宜慎之。

山西襄垣县，古名上党，有紫团山，出人参，久绝其种。今惟辽左清河所产最良，朝鲜者次之。

**黄芪** 属阳，有土。体柔软，色皮微黄、肉带白，气和，味甘而淡，性温，能升能降，力益气固表，性气微①厚而味薄。入脾、肺、三焦三经。

黄芪，皮黄入脾，肉白走肺，性温能升阳，味甘淡，用蜜炒，又能温中。主健脾，故内伤气虚，少用以佐人参，使补中益气，治脾虚泄泻，疟痢日久，吐衄肠红②，诸久失血后及痘疮惨白。主补肺，故表疏卫虚多用，以君人参，使敛汗固表，治自汗盗汗，诸毒溃后，收口生肌及痘疮贯脓，痈疽久不愈者。从骨托毒而出，必须盐炒。痘科虚不发者，在表助气为先。又宜生用。若气有余，表邪旺，腠理实，三焦火动，断宜③戒之。至于中风手足不遂，痰壅气闭，始终俱不可加。

芪出绵上，细直柔软，故名绵芪。

**白茯苓** 属阳，有土与金。体重而实，色白，气和，味甘而

---

① 微：《辨药指南》《药品辨义》《续修四库》同，道光本、文华馆本、郁文书局本作"温"。

② 红：道光本、文华馆本作"血"。

③ 断宜：道光本、文华馆本、郁文书局本作"宜断"。

淡，性平，能升能降，力补脾肺，性气薄而味厚。入脾、肺、肾、膀胱四经。

茯苓，苓字世俗讹传。《史记》及《仙经》皆名茯灵，假松之真液而生，受松之灵气而结，秉坤阴最厚，味独甘淡。甘则能补，淡则能渗，甘淡属土，用补脾阴，土旺生金，兼益肺气。主治脾胃不和，泄泻腹胀，胸胁逆气，忧思烦满，胎气少安，魂魄惊跳，膈间痰气。盖甘补则脾脏受益，中气既和，则津①液自生，口焦舌干，烦渴亦解。又治下部湿热，淋沥水肿，便溺黄赤，腰脐不利，停蓄邪水。盖淡渗则膀胱得养，肾气既旺，则腰脐间血自利，津道流行，益肺于上源，补脾于中部，令脾肺之气从上顺下，通调水道，以输膀胱，故小便多而能止，涩而能利。惟痘疮起胀时禁用，恐渗泄不能贯浆。其赤茯苓淡赤微黄，但不堪入肺。若助脾行痰，与白者功同。因松种不一，故分赤白。原无白补赤泻之分。

择坚实者佳。去粗皮用。

**白术** 属阴中有阳，体微润而重，色苍白，气微香，味微苦、略辛，云甘，非。性微温，能升能降，力健脾，性气与味俱厚。入脾、胃、三焦三经。

白术，味微苦、略辛，取其辛燥湿、苦润脾，燥之润之，脾斯健旺。盖脾属湿土，土无水泽，则不滋润，非专宜燥。经曰：脾苦湿。为太湿则困滞。然过燥则干裂。此以辛燥脾，实以苦润脾，主治风寒湿痹，胸膈痰痞，嗳气吞酸，恶心嘈杂，霍乱呕吐，水肿脾虚，寒湿腹痛，疟疾胎产。能使脾气健运，正气胜而邪气自却也。且润脾益胃，为滋生血气、痘疮贯脓时

---

① 津：道光本、文华馆本、郁文书局本作"精"。

助浆满圣药。凡郁结气滞，胀闷积聚，吼喘壅塞，胃痛由火，痛疽多脓，黑瘦人气实作胀，皆宜忌用。

取内干白者佳。油黑者，勿用。同陈壁土略炒，毋太过，借土气以助脾。或人乳制，或饭上多蒸数遍。

**甘草** 属阳，有土。体实，色黄，气和，炙香，味甘甜，性生凉、炙温，能升能降，力生泻火、炙补脾，性气薄而味厚。入脾、胃、肝三经。

甘草，色黄味甘，属土，土居中央，兼乎五行，专入脾经。取性气缓，缓可去急，同热药用之缓其热，寒药用之缓其寒。使补不至于骤，而泻不至于迅，有调和相协之意，故称曰国老。生用凉而泻火，主散表邪，消痛肿，利咽痛，解百药毒，除胃积热，去尿管痛，此甘凉除热之力也；炙用温而补中，主脾虚滑泻，胃虚口渴，寒热咳嗽，气短困倦，劳役虚损，此甘温助脾之功也。但味厚而太甜，补药中不宜多用，恐恋膈不思食也。如心肺火盛，痢疾初起，中满肿胀，气郁呕吐，并嗜酒者，均宜远此。

坚实中条者佳。粗大者，解毒消肿，入六一散用。最细者，不堪。与海藻、大戟、芫花、甘遂相反，同用①害人。

**芡实** 属阳，有土与金水。体干，鲜润。色干白，鲜玉色。气和，味甘，性干温，鲜凉。能浮能沉，力健脾，性气薄而味厚。入脾、胃、肝三经。

芡实，从纯阴时生长，成实于夏令，受纯阳而凝结，本得阳热之气多。然生于水泽间，有地水比和之义，故味甘平而性和缓，所为清中浊品，专健脾阴。主治泄泻呕吐，水肿，小便

---

① 用：原作"胀"，《辨药指南》《续修四库》同，于义不顺，据道光本、文华馆本、郁文书局本及文义改。

药品化义
五四

不禁，遗精白浊，女人带下，小儿疳积及久泻久痢，久疟久嗽，诸失血后，无不奏功。但力缓，务宜多用则效。

**白扁豆**　属阳，体干，鲜润。色白带微黄，气干和，味甘，性温，能升能降，力醒脾和胃，性气与味俱清和。入脾、胃、肺三经。

扁豆，味甘平而不甜，气清香而不窜，性温和而色微黄，与脾性最合。主治霍乱呕吐，肠鸣泄泻，炎天暑气，酒毒伤胃，为和中益气佳品。又取其色白，气味清和，独受清中之清，用清肺气，故云清以养肺。肺清则气顺下行，通利大肠，能化清降浊。善疗肠红久泻，清气下陷者，此腑虚补脏之法也。

俗名羊眼豆。有数种，择壳肉俱白者佳。能解一切草木、河豚毒。用两许煎汤服。即藤蔓煎服亦效。

**薏米**云仁，非。　属阳，有土与金。体干，色白，气和，味甘，性干温，能沉，力补脾，性气薄而味厚。入脾、胃、肺三经。

薏米，味甘气和，清中浊品，能健脾阴，大益肠胃。主治脾虚泄泻，致成水肿；风湿筋缓，致成手足无力，不能屈伸。盖因湿胜则土败，土胜则气复，肿自消而力自生也。取其色白入肺，滋养化元，用治上焦消渴，肺痈肠痈。又取其味厚沉下，培植下部，用治脚气肿痛，肠红崩漏。若咳血久而食少者，假其气和力缓，倍用无不神效。但孕妇忌之。

取色白者良。黄色者油气，不堪用。

**神曲**　属阳，体干，色白，炒微黄，气炒香，味微甘，性温，能升能降，力消米谷，性气与味俱厚。入脾、胃二经。

神曲，味甘炒香，香能醒脾，甘能洽胃。以此平胃气，理中焦。用治脾虚难运，霍乱吐逆，寒湿泄泻，孕妇胎动抢心，下血不止。若生用力胜，主消米谷食积，痰滞癥结，胸满疟痞，小儿腹坚，皆能奏绩。

造神曲法：取六月六日，为诸神聚会之辰①，故名神曲。一曰白虎，白面十斤。一曰勾陈，苍耳草自然汁三合。一曰腾蛇，野蓼草自然汁四合。一曰青龙，青蒿草自然汁三合。一曰玄武，杏仁四合，泡去皮尖，捣烂，入面。一曰朱雀，赤小豆三合，煮熟去皮，捣烂，和面一处，匀作饼。

**大麦芽** 属阳，体轻，色黄，气炒香，味甘，云咸，非。性温，能升能降，力散米面，性气与味俱薄。入脾、胃二经。

大麦，为五谷之长，甘温入脾。以此发芽，取其体轻性锐，轻可去实，锐能消散，炒香开胃，以除烦闷。生用力猛，主消麦面食积，癥瘕气结，胸膈胀满，郁结痰涎，小儿伤乳。又能行上焦滞血。若女人气血壮盛，或产后无儿饮乳，乳房胀痛，丹溪用此二两，炒香，捣去皮为末，分作四服，立消。其性气之锐，散血行气，迅速如此，勿轻视之。凡痰火哮喘及孕妇，切不可用。

**山楂** 属阴中有微阳，体干，色赤，气和，味酸带甘，性平，能升能降，力消肉食，性气薄而味厚。入脾、肝二经。

山楂，古方罕用，自朱丹溪始著其功，后遂为要药。取其味酸属甲，带甘属己，酸甘相合，甲己化土，以此入脾，助其运化。主消牲肉食积、油腻腥膻、果实、痰饮、痞满膨胀、饱闷吞酸、小儿乳滞。又因酸走肝，肝藏血，能化血块，用治崩漏肠红，产后恶露不尽，儿枕作痛。更善行痘疮血滞，使血活起发，止痛解毒，始末俱用。用蓬术、三棱，攻一切积块，自

---

① 辰：原作"晨"，据道光本、文华馆本、郁文书局本、《辨药指南》《药品辨义》及文义改。

药品化义

五六

能化散。抑且色类于血，诸失血后气血两虚，以此佐人参疏理肝脾，最为良品。

伤生冷瓜果，用干姜、青皮，合二陈汤去寒。伤素食、豆腐、油腻，用干姜、半夏，合平胃散燥湿。胃有邪热不杀谷，用芩、连合神曲、麦芽除热。伤索粉①、食积，用杏仁。伤鱼蟹，用紫苏。

**车前子** 属阳中有阴，体轻细，煎汁稠浊而滑，色黑带紫，气和，味淡，云甘云咸，皆非。性平，云寒，非。能降，力渗热，性气薄而味浓。入脾、肝、膀胱三经。

车前子，子主下降，味淡入脾，渗热下行。又因汁浊，浊阴走下窍，汁浊而滑，滑能养窍，故入膀胱，能行水而不动真气。主治痰泻热泻，胸膈烦热，周身湿痹。盖水道利则清浊分，脾斯健矣。取其味淡浊滑，滑可去着，淡能渗热，用入肝经。又治暴赤眼痛，泪出脑疼，翳膜障目及尿管涩痛，遗精溺血，癃闭淋沥，下疳便毒，男子阳挺肿胀，或出脓②水，女人阴癃作痛，或发肿痒。凡此俱属肝热，导热下行，则肝③自清矣。

略炒去壳用。治横生逆产，炒熟为末，调服二钱；不顺再服。必效。

**木通** 属阴中有微阳，体轻而通，色黄，气和，味苦重、微辛，云甘淡，非。性凉，能降，力通气导赤，性气轻清而味厚。入脾、心、小肠、膀胱四经。

木通，体质松通，通可去滞，味苦能降，带辛能散。取其

---

① 索粉：用绿豆粉搓成线状，下汤煮熟。金·李杲《食物本草·炊蒸类》卷五"索粉"："以绿豆粉搓线下汤煮熟，味美而滑。"

② 脓：原作"浓"，《辨药指南》《续修四库》同，据道光本、文华馆本、郁文书局本改。

③ 肝：《辨药指南》《药品辨义》《续修四库》同，道光本、文华馆本、郁文书局本作"浊"。

色黄，用入脾经，导脾胃积热下行，主治火泻热泻。盖为利小肠火郁，行膀胱水闭，使水火分，则脾气自实也。又能去黄疸之湿，解诸毒热痈，开耳聋，出声音，通鼻塞，行经下乳，催产利胎，分消痞满，导除气脑①，皆藉其通经利窍之力也。且心移热于小肠，而脏病由腑结，腑通则脏安。凡为惊病，由心气郁及嗜卧心烦者，以此直彻下行。古人立方，心火为邪，用木通导赤；肺火为邪，用桑皮泻白，良有深意也。

择色黄而体中条者佳。色黑、粗大者，不堪用。

**泽泻** 属阴，体干，色白，气和，味微咸、略苦，云甘酸，非。性平，云寒，非。能降，力利水，性气薄而味稍厚。入脾、肺、肾、小肠、膀胱五经。

泽泻，色白微苦，入肺；味咸，以利膀胱。凡属泻病，小水必短数，以此清润肺气，通调水道，下输膀胱。主治水泻湿泻，使大便得实，则脾气自健也。因能利水道，令邪水去则真水得养，故消渴能止。又能除湿热，通淋沥，分消痞满，逐三焦蓄热停水，此为利水第一良品。金为肾水之母，故云水出高源，此能引肺气从上顺下，如雨露之膏泽，故名泽泻。所以六味丸中，同茯苓、山药补肺金，导引于上源，降下而生肾水，用疗精泄，退阴汗，去虚烦；又有熟地、山茱、丹皮，补肝木以生心火。上下相生，阴阳交互，取《易》理地天泰、水火济之义。如斯玄妙，非达造化之微者，孰能制此良方。昧者误为泄肾减之。若小便不通而口渴者，热在上焦气分，宜用泽泻、茯苓以清肺气，滋水之上源也；如口不渴者，热在下焦血分，

① 脑：《辨药指南》《续修四库》同，道光本、文华馆本、郁文书局本作"恼"，《药品辨义》作"结"。

则用知母、黄柏以泻膀胱，滋水之下元①也。须分别而用。

取白色者佳。黄油色者，勿用。易蛀，用柴灰拌，藏之。

**猪苓** 属阳，体干，色肉白、皮黑，气和，味淡，云微苦，非。性平，云燥，非。能降，力淡渗，性气与味俱轻。入脾、膀胱二经。

猪苓，味淡，淡主于渗，入脾以利水道，用治水泻湿泻。通淋除湿，消水肿，疗黄疸，独此为最捷，故云与琥珀同功。但不能为主剂，助补药以实脾，领泄药以理脾，佐温药以暖脾，同凉药以清脾。凡脾虚甚者，恐泄元气，慎之！

车前、木通、泽泻、猪苓四品，不专利水，亦通气药。又不专主脾经，但实脾以利水为先，因列于此。凡利水道，治在上焦，使水上行，非下部药也。特为拈出。

**莲肉**附荷叶 属阳，有土、水与火。体干，鲜润。色干，肉淡黄，衣赤，心青，气香，味肉甘、衣涩、心苦，性平，能浮能沉，力补脾，性气与味俱厚。入脾、胃二经。

莲肉，生于水泽，长于夏令，凝纯阳而结，得天阳地阴浃洽②之气，禀性和平，成清芳之质。用之去衣，主醒脾和胃，益肺厚肠，养精神，补元气，利耳目，长肌肉，止脾泻，泻痢后宜倍用之。若莲③衣色类于血，味涩能敛，诸失血后，佐参、苓以补脾阴，使统血归经，妙甚。

**附荷叶**

荷叶，中央空虚，象震卦之体。其色青，其形轻，类于风木。其味苦，其性凉，其品清，与胆腑清净之性合，用此以佐

---

① 元：《续修四库》同，他本皆作“源”。

② 浃洽：融洽和谐。

③ 莲：原作“连”，据药名“莲肉”及文义改。

胆气。如嗽久者，肺金火炽，克伐肝胆，用小荷钱入煎剂治之，真良法也。虽取其气香，香益脾气，开胃和中，易老①制枳术，用荷叶煮饭为丸，滋养脾胃。然其义深远，不专补脾。盖饮食入胃，藉少阳胆气升发，脾能运化。若脾胃虚，因胆气弱，不得升上，虽用此治脾，实资少阳生发之气。东垣至晚年始悟此理，以为神奇。余特拈出，以便世用。

**桂圆肉** 属阳，有土、火与水。体润，色熟紫，鲜淡黄。气熟香，味甘，性温，能沉，力补血，性气与味俱厚。入肝、心、脾三经。

桂圆，味甘而鲜，气香而和，用入脾经，功胜于枣。色紫类血，体润味厚，大补阴血。凡上部失血之后，入归脾汤，同莲肉、芡实以补脾阴，使脾旺统血归经。如神思劳倦，心经血少，以此助生地、麦冬，补养心血。又筋骨过劳，肝脏空虚，以此佐熟地、当归，滋培肝血。但甘甜助火，亦能作胀。若心肺火盛，中满呕吐及气膈郁结，皆宜忌用。

圆果多种，独桂圆味甘而鲜，余者不堪用。痘后、产后、老年及脾虚，不可多啖，以体韧故也。

人参主补脾，为生气助阳之品。

黄芪主助脾，为固气实表之品。

茯苓主健脾，为养气益肺之品。

白术主润脾，为助气除湿之品。

甘草主缓脾，为和气温中之品。

---

① 易老：即张元素，字洁古，金之易州（河北易县）人，"易水学派"创始人，后人尊称其"易老"。主张"运气不齐，古今异轨，古方新病不相能"，医学思想颇具革新，创立药物归经及脏腑寒热虚实用药理论等，著有《医学启源》《脏腑标本寒热虚实用药式》《洁古家珍》《珍珠囊》。

芡实主实脾，为益气助胃之品。

扁豆主醒脾，为顺气和胃之品。

薏米主佐脾，为抑气舒筋之品。

神曲主平胃，为解面散积之品。

山楂主疏胃，为消肉导滞之品。

麦芽主开胃，为解面散积之品。

车前主养窍，为痰泻热泻之品。

木通主通气，治热泻火泻之品。

泽泻主导水，治虚泻肾泻之品。

猪苓主利脾，治水泻湿泻之品。

莲肉主启脾，为养胃厚肠之品。

桂圆主滋脾，为益血生津之品。

# 卷　六

## 肺　药

**沙参**　属阴中有微阳，体轻，色肉白、皮淡黄，气和，味微苦，性凉，<sub>云寒，</sub>非。能升能降，力清肺，性气与味俱轻。入肺、肝二经。

沙参，色白，原名白参，体轻虚，味微苦，气味皆清，为清中清者，专入肺经。经曰：肺苦气上逆。以此清顺其气，肺性所喜，即谓之补。主治久[①]嗽痰逆，鼻塞热壅，皮肤燥痒，失血病久，此皆补阴而制阳也。盖肺与大肠为表里，以此使肺清而大肠受荫，故肠红下血久者，皆得而不妄泄矣。又肺金清则不克肝，而肝气得养。用治血积惊烦，心腹结热，能益阴血，邪气自宁。所以肺寒用人参，肺热用沙参，迥然而别。

北地沙土所产，故名沙参。皮淡黄、肉白、中条者佳。南产色苍，体䏓，纯苦，另有粉沙参，味甘，俱不堪用。

**石斛**　属阳中之阴，体轻，色如黄金，气和，味苦，性凉，能浮能沉，力养肺，性气与味俱清，<sub>云味厚，</sub>非。入肺、肾、胃三经。

石斛，生于石岩，不涉沙土，色如黄金，象肺之体，气味轻清，合肺之性，性凉而清，得肺之宜。丹家云：肺名娇脏，独此最为相配。主治肺气久虚，咳嗽不止，邪热痱子，肌表虚热。其清理之功，不特于此。盖肺出气，肾纳气，子母相生，

---

① 久：道光本、文华馆本作"火"。

使肺金清则真气旺，顺气下行，以生肾水，强阴益精。更治囊湿精少，小便余沥。且上焦之势，能令热气委曲下行，无苦寒沉下之弊。并善长肌肉，厚益肠胃。诚仙品也。

产温州，体短、色黄、状如金钗者佳，川产、体长味淡者次之。

**甘菊** 属阴中有阳，有土与金、水。体轻，色有白有黄，气清香，味白者微苦，黄者苦重，性凉，能升能降，力清肺，性气与味俱清。入肺、肝、心三经。

甘菊，得秋气之深，应候而开，受金正气，秋金本白，故取白色者。其体轻，味微苦，性气和平，至清之品。经曰：治温以清。凡病热退，其气尚温，以此同桑皮，理头痛，除余邪；佐黄芪，治眼昏，去翳障；助沙参，疗肠红，止下血；领石斛、扁豆，明目聪耳，调达四肢。是以肺气虚，须用白甘菊。如黄色者，其味苦重，气香散，主清肺火。凡头风眩晕，鼻塞，热壅肌肤，湿痹，四肢游风，肩背疼痛，皆缘肺气热，以此清顺肺金。且清金则肝木有制，又治暴赤眼肿，目痛泪出。是以清肺热，须用黄甘菊。古来未悉此义，予姑订之，以俟同志辨正。

菊种甚多，择家种、气清香者良。阴干，临用去蒂①。山野者，不堪入。

**山药** 属阳，有土与金、水。体轻，色白，气微香，味甘，性温，能浮能沉，力补肺脾，性气与味俱薄。入肺、脾、肾三经。

山药，生者性凉，熟则化凉为温，所以古方特加一"干"字。其色纯白，专入肺部，温补而不骤，微香而不燥，循循有调肺之功。治肺虚久嗽，何其稳当。因其味甘气香，用之助脾，

① 蒂：此后道光本、文华馆本有"梗"。

治脾虚腹泻，怠惰嗜卧，四肢困倦。又取其甘则补阳，以能补中益气，温养肌肉，为肺脾二脏要药。土旺生金，金盛生水，功效相仍，故六味丸中用之，治肾虚腰痛，滑精梦遗，虚怯阳痿。但性缓力微，剂宜倍用。

产怀庆、气香色白者良，西产者次之。生捣烂，敷伤寒发颐及冻疮，甚妙。同生蜜捣，罨①便毒，立消。

**百合** 属阳，体干，色白，气清香，味甘，带苦者，次。性平，能升，力补肺，性气与味俱清。入肺、心、胆三经。

百合，体瓣象肺，色白性平，专入肺部。主治肺热咳嗽，痰中带血，必不可缺。若肺劳嗽痿，咳久痰火，同薏米补肺收功，击其堕②归之神药也。取其味甘而不甜，气香而不窜，又能补中益气，和合百脉，盖肺为百脉之宗也。服之令心气欢和，安神益胆，调养五脏，皆在其中。仲景定百合汤，治伤寒坏证；东垣制中和③饮，治百病，用之为君，良有意也。

取色白、大科，名麝香百合，为佳。别名夜合。用治肺虚，须夜服之，顺其性也。

**桑白皮** 属阳，体轻，色白，气和，味甘而淡，云辛云苦酸，皆非。性平，云寒云燥，皆非。能升，力清肺气，性气与味俱清。入肺、大肠二经。

桑皮，皮主疏散；味甘淡，淡主于渗；体轻色白，专入肺

---

① 罨（yǎn 掩）：外敷。

② 堕：《辨药指南》《药品辨义》《续修四库》同，道光本、文华馆本、郁文书局本作"惰"。

③ 中和：《辨药指南》《药品辨义》《续修四库》同，文华馆本、郁文书局本作"和中"。

经，疏气渗热①。主治喘满咳嗽，热痰唾血。皆由实邪郁遏肺窍，不得通畅。藉此渗之散之，以利肺气，诸证自愈。故云泻肺之有余，非桑皮不可。又因皮主走表，以此治皮里膜外水气浮肿及肌肤邪热，浮风燥痒，悉能去之。盖治温以清，此为清中清品。同甘菊、扁豆，通鼻塞热壅；合沙参、黄芪，止肠红下血，皆有神效。

择上白色者佳。如色灰、味苦者，不堪用。

**紫菀** 属阳中有微阴，体润，色粉紫，气和，味甘带苦，性凉，云温，非。能升能降，力清肺血，性气清而味略厚。入肺、心、肝、肾、膀胱五经②。

紫菀，味甘而带苦，性凉而体润，恰合肺部血分。主治肺焦叶举，久嗽，痰中带血及肺痿痰喘，消渴，使肺窍有清凉润泽之功。因其色紫类肝，用入肝经。凡劳热不足，肝之表病也；蓄热结气，肝之里病也；吐血衄血，肝之逆上也；便血溺血，肝之妄下也，无不奏效。因其体润，善能滋肾。盖肾主二便，以此润大便燥结，利小便短赤，开发阴阳，宣通壅涩，大有神功。同生地、麦冬入心，宁神养血；同丹皮、赤芍入胃，清热凉血。其桑皮色白，为肺中气药；紫菀色紫，为肺中血药，宜别③而用。

去泥土，须中有白色者，拣出用。

---

① 渗热：《辨药指南》《续修四库》同，道光本、文华馆本、郁文书局本作"散热"，《药品辨义》作"渗湿"。据义，作"散热"为长。

② 肺心肝肾膀胱五经：《辨药指南》《续修四库》同，道光本、文华馆本、郁文书局本作"肺、心、肝、胃、肾五经"，《药品辨义》作"肺、心、肝、肾、膀胱、大肠六经"。

③ 宜别：原作"别宜"，于义不顺，据道光本、文华馆本、郁文书局本乙转。

款冬花　属阴中有阳，云纯阳，非。体轻，色粉红，气香，味微苦、略辛，云甘，非。性平，云温，非。能升，力宁嗽，性气与味俱轻清。入肺经。

冬花，用蕊，蕊乃发生之品，含蓄未放，生于冬而耐寒，得一阳初动之气，开发生机。且喜其味苦主降，气香主散，一物而两用兼备。故用入肺部，顺肺中之气，又清肺中之血。专治咳逆上气，烦热喘促，痰涎稠黏，涕唾腥臭，为诸证之要剂。如久嗽肺虚，尤不可缺。

取紫花者良。去蒂根用。

马兜铃　属阴，体轻飘，色灰白，气平，味微苦，性凉，能升，力凉肺气，性气与味俱轻清。入肺经。

马兜铃，体质轻，气味俱清。凡轻清者上浮，单入肺部。主治肺热久嗽，痰结喘促，肺气上急，坐卧不安。盖嗽久则肺虚，肺虚则气热，以此苦味者凉之、降之，使肺热去而嗽自止也。盛后湖云：肺热久嗽，喘促连声不绝者，非此不除。因其体轻升上，直入脑囊，主治脑漏。

其状如马铃，取里扁子，入煎剂用。

麦门冬　属阳中有微阴，体濡润，色白，气和，味甘，性凉，能浮能沉，力润肺，性气薄而味厚。入肺、心二经。

麦冬，色白体濡，主润肺；味甘性凉，主清肺。盖肺苦气上逆，润之清之，肺气得保。若咳嗽连声，若客热虚劳，若烦渴，若促①瘘，皆属肺热，无不悉愈。同生地，令心肺清则气顺，结气自释，治虚人元气不运，胸腹虚气痞满及女人经水枯，

---

① 促：《辨药指南》《续修四库》同，道光本、文华馆本、郁文书局本作“肺”，《药品辨义》作“足”。按义作“肺”为长。

乳不下，皆宜用之。同黄芩扶金制木，治鼓胀浮肿；同山栀清金利水，治支满黄疸。又取其四时叶清①，凌冬不凋，长生之物，同小荷钱清养胆腑，以佐少阳生气；入固本丸以滋阴血，使心火下降，肾水上升，成坎离既济、心肾相交之义。

取大而肥白者佳。抽去心用。

**天门冬** 属阴中有微阳，体润而重，色微黄，气和，味苦带微甘，性寒，能浮能沉，力保肺滋肾，性气与味俱厚而浊。入肺、肾二经。

天冬，本非肺部药，为肺出气，气有余便是火，反克肺脏，以此体润性寒，最能保定肺气，勿令火扰，则肺清气宁。凡肺热极，痰火盛，以致肺焦叶举，或咳嗽，或喘急，或吐血，或衄血，或风热，或湿痹，俱宜用之。此皆保肺之功也。又取其味厚苦寒，俱属于阴。因肾恶燥，以寒养之，肾欲坚，以苦坚之，故能入肾。助元精，强骨髓，生津液，止消渴，润大便，利小便，此皆滋肾之力也。但肺寒及脾虚者禁用。

取大而肥者佳。打扁，去心用。

**杏仁** 属阴中有微阳，有火②与金、水。体润，色白，气和，味苦、略辛，性凉，云温云热，皆非。能浮能沉，力破气润燥，性气薄而味厚。入肺、大肠二经。

杏仁，味苦略辛，辛能散结破气，苦能利下润燥，色白入肺。主治暴感风寒，发热咳嗽，气逆喘促，小儿风热疹子。盖病由客邪犯肺，以此佐风药发散，则气清肺宁矣。因其味浊主沉，以能坠痰，治喉痹不通；以能下气，润大肠结燥。盖肺与

---

① 清：诸校本作"青"。"清"通"青"。《释名疏证补·释言语》引叶德炯曰："清、青古通。"

② 火：道光本、文华馆本作"土"。

大肠为通道，如老年便闭，以此同桑皮、紫菀宣通涩滞，妙甚。其桃仁疗狂，用治破血，除血分之燥；杏仁下喘①，用治破气，除气分之燥。当别而用。

去皮、尖用，不宜火炒。如双仁及独粒者，勿入药。

**五味子** 属阳中有阴，形具五行。体润，色蒸紫黑，鲜红。气香而雄，味肉酸、皮甘，核中苦辛而咸，性温，能升能降，力敛肺固气，性气与味俱厚。入肺、肾二经。

五味子，五味咸备，而酸独胜。酸能收敛肺气，主治虚劳久嗽。盖肺性欲收，若久嗽则肺焦叶举，津液不生，虚劳则肺因气乏，烦渴不止，以此敛之润之，遂其脏性，使咳嗽宁，精神自旺。但嗽未久，不可骤用。恐肺火郁遏，邪气闭束，必至邪散火清，用之收功耳。因其色黑味厚入肾，若元气不足，肾精不固，久泻久痢，以此收其散气，则能强阴益精，肠胃自厚，其力胜味倍。每剂常用十数粒，多至二十粒。若小儿食乳多痰，恐酸能吊痰引嗽，忌之。

北产、肉厚有力者佳，南产者次之。

**诃子** 属阴，体干，色黑②，气和，味苦重，微酸带涩，性寒，能降，力开窍清音，性气轻而味重浊。入肺、大肠二经。

诃子，味苦而带酸涩，能降能收，兼得其善。盖金空则鸣，肺气为火邪郁遏，以致吼喘咳嗽，或至声哑。用此降火敛肺，则肺窍无壅塞，声音清喨③矣。取其涩可去脱，若久泻久痢，则实邪去而元气脱。用此同健脾之药，固涩大肠，泻痢自止。但苦能泄气，真气太虚者，宜少用之。

---

① 喘：文华馆本作"气"，他本同。
② 色黑：此2字原无，据道光本、文华馆本、郁文书局本补。
③ 喨（liàng 亮）：声音响亮。

取六棱、黑色者佳。面包药，漫①火煨熟，去面用。

**乌梅** 属阴，体润，色制黑，气和，味酸，性寒，能升能降，力收肺涩肠，性气与味俱重而浊。入肺、胃、大肠三经。

乌梅，味酸主敛，肺性所喜，用入肺经。治久嗽热呕，夜间烦渴，口无津液，皆收敛之功也。其大肠为肺之外腑，以此同补脾药，止久泻，固结元气，有壮神之力也。又能安蛔虫腹痛，盖虫遇酸则静耳。若咳嗽初起，气实喘促，胸膈痞闷，恐酸以束邪气，戒之。

**阿胶** 属阴，体润，色黑绿，气腥，味微苦，性平，能降，力补血液，性气与味俱厚浊。入肺、肝、肾三经。

阿胶，用黑驴皮，取北方玄武之义。又用山东东阿井水，煎成为胶。其水系济水所经，性急下趋，清而且重，专入肺部，以清炎上之火、逆上之痰。治虚劳咳嗽，痰中带血。因其性气和平，力补血液，能令脉络调和，血气无阻。善治崩漏带下，为安胎圣药。及痢疾久虚，骨蒸内热，入肾以润水，入肝以清火，女人血枯，男子精少，无不奏效。

沙参主助肺，为清热补阴之品。

石斛主益肺，为清气强肾之品。

甘菊主清肺，为和气明目之品。

山药主补肺，为助气健脾之品。

百合主养肺，为补气和中之品。

桑皮主利肺，为疏气渗热之品。

紫菀主滋肺，为凉血润燥之品。

---

① 漫：道光本、文华馆本、郁文书局本作"慢"，《药品辨义》作"文火"。"漫"通"慢"。赵与时《宾退录》卷二："蔡襄如少年女子，体态娇娆，行步缓漫，多饰繁华。"后文"漫火炒断丝"同。

款花主安肺，为顺气宁嗽之品。

兜铃主凉肺，为抑气止嗽之品。

麦冬主润肺，为凉气生津之品。

天冬主保肺，为平气滋肾之品。

杏仁主抑肺，为破气利膈之品。

五味主敛肺，为固气益精之品。

诃子主泄肺，为清音涩肠之品。

乌梅主收肺，为止呕除烦之品。

阿胶主调肺，为养荣安胎之品。

# 卷 七

## 肾 药

**玄参** 属阴，体润，色黑，气和，味微苦，带微咸、略甘，性凉，能降，力滋阴，性气轻而味浊。入肾经。

玄参，色黑，原名黑参，得玄水之象，味苦咸沉下，用入肾脏。戴人谓：肾本寒，虚则热。如纵欲耗精，真阴亏损，致虚火上炎，以此滋阴抑火。及头疼热毒，耳鸣咽痛，喉风瘰疬，伤寒阳毒，心下懊憹，皆无根浮游之火为患，此有清上彻下之功。凡治肾虚，大有分别。肾之经虚，则寒而湿，宜温补之；肾之脏虚，则热而燥，宜凉补之。独此性凉体润，色黑滋肾，功胜知、柏，特为肾脏君药。

取大而肉坚、黑润者佳。去芦头用。

**龟甲** 属纯阴，有水、土与金。体坚，色内白，外肤皮有黑有黄，气膻臭，味咸，性寒，能沉，力补阴，性气与味俱厚。入肾、肝二经。

龟甲，龟之性喜静，常居土中，近水泽，遇阴雨则出行，其头常缩，眼耳口鼻皆伏于地，得地之阴气最厚。取其底甲纯阴，气味厚浊，为浊中浊品，专入肾脏，主治咽痛口燥，干喘咳嗽，或劳热骨蒸，四肢发热，产妇阴脱发躁。病由肾水虚，致相火无依。此非气柔贞静者，不能息其炎上之火。古云至静而能制群动，诚为妙理。又取其汁润滋阴，味咸养脉，主治朝凉夜热，盗汗遗精，神疲力怯，腰痛腿酸，瘫痪拘挛，手足虚弱，久疟血枯，小儿囟颅不合。病由真脏衰，致元阴不生。非此味浊纯阴者，不能补其不足之阴。古云寒养肾精，职①此义耳。

取甲中血筋多、滋润厚大者佳。用铁丝作帚，洗刷筋膜极净，以酒润之，炭火暖炙，至脆为度。如煎胶用，倍有力。但脾虚者，恐滑肠，慎之。医者仁术，恐伤生命，鹿取自解之角，龟用灼过之甲，故名败龟板。奈有认作自败者，不思病龟乃为自败，甲必枯稿②，不惟无益，而反有损。特为订正。

**枸杞子**　属阳中有阴，体润，色紫，气和，味甘，性平，云微寒云温，皆非。能沉，力补肾，性气薄而味浓③。入肾、肝二经。

枸杞，体润滋阴，入肾补血；味甘助阳，入肾补气。故能明目聪耳，添精髓，健筋骨，养血脉。疗虚损劳怯，骨节痛风，腰痛膝肿，大小便少利。凡真阴不足之证，悉宜用之。又因色紫类肝，更能益肝，起男子阴痿，女人血枯。体味浓厚有力，为峻补之神剂。盖人参固气，令精不遗；枸杞滋阴，使火不泄，二品相须而用。

甘州枸杞，体润圆小、核少、色紫味甜者佳。如体枯粒大、色赤黯、味淡者，不堪。南产者，味苦，不用。

**菟丝子**　属阳中有阴，体细，色苍，气和，味甘淡，云辛，非。性微温，能浮能沉，力补肾脾，性气薄而味厚。入肾、脾二经。

菟丝子蔓延草上，无根，假气而生，凝仲春正阳之气，方

---

① 职：道光本、文华馆本、郁文书局本作"识"。

② 稿：文华馆本作"槁"。"稿"通"槁"。《说苑·建本》："弃其本者，荣华稿矣。"

③ 浓：《辨药指南》《药品辨义》《续修四库》同，道光本、文华馆本、郁文书局本作"厚"。

始结实，禀气中和，性味甘平。取子主于降，用之入肾，善补而不峻，益阴而固阳。凡滑精便浊，尿血余沥，虚损劳伤，腰膝积冷，顽麻无力，皆由肾虚所致，以此补养，无不奏效。又因味甘，甘能助脾，疗脾虚久泻，饮食不化，四肢困倦。脾气渐旺，则卫气自冲①，肌肤得养矣。

苗如丝，子色类兔。用水淘净沙土，酒煮熟，晒干，为末，作饼用。取性锐而滑，治横生逆产最效。

**牛膝** 属阴，体润，色黄，气和，味甘带涩、略苦，性凉，能沉，力滋阴活血，性气与味俱厚浊。入肾、肝二经。

牛膝，味甘能补，带涩能敛，兼苦直下，用之入肾。盖肾主闭藏，涩精敛血，引诸药下行。生用则宣，主治癃闭管涩，白浊茎痛，瘀血阻滞，癥瘕凝结，女人经闭，产后恶阻，取其活血行下之功也；酒制熟则补，主治四肢拘挛，腰膝腿疼，骨节流痛，疟疾燥渴，湿热痿痹，老年失溺，取其补血滋阴之力也。若泻痢脾虚，而腿膝酸疼及孕妇，皆不宜用。

取川产、长而肥润者佳。去芦根用。

**杜仲** 属阴中有微阳，体干，色紫，气和，味苦，云辛云甘，皆非。性凉，云温，非。能降，力补腰膝，性气薄而味厚。入肾、肝二经。

杜仲，味苦沉下，入肾。盖肾欲坚，以苦坚之，用此坚肾气，强壮筋骨，主治腰脊酸疼，脚膝行痛，阴下湿痒，小便余沥。东垣云功效如神应，良不爽也。又因其体质折之内如丝绵，连续不断，能补肝虚，使筋骨相着，治产后交骨不合及胎产调理，跌扑损伤，所谓合筋骨之离莫如杜仲是也。盖牛膝主下部

---

① 冲：《辨药指南》《续修四库》同，道光本、文华馆本、郁文书局本及《药品辨义》作"充"。

血分，杜仲主下部气分，相须而用。

取厚而润者佳。刮去粗皮，切片，拌入盐水，漫火炒断丝为度。

**鹿角胶**附虎胫骨　属纯阳，体润，色黑明亮，气腥，味为①咸，性温，能浮能沉，力补肾精，性气与味俱厚浊。入肾、肝二经。

鹿角胶，鹿乃纯阳之物，其头常向尾，善通督脉，其精华在角。以此煎胶，气味浓厚，精血有力，莫过于此，非寻常草类所比。故能补精气，助火衰，兴阳道，健腰膝，为壮肾扶肝捷胜之神物也。盖阿胶补阴，鹿角胶补阳，功效各奏。

**附虎胫骨**　虎胫骨，《易》曰风从虎，虎啸则风生，天地呼吸之气，亦从其去来，其阳刚之利也如此。虎踞而睡，必口含前左胫，故精力独倍，入药取胫者，以此义也。胫非膝盖骨，《本草》言其头骨之功与胫同。合养精补血之药，主治精血衰少，腰腿足膝软弱无力，不能行动，或筋骨疼痛，难以屈伸。若伤于湿者，筋骨驰长而软，或肿痛；若过于酒色劳碌，肾肝血热者，腰疼腿痛，相似虎骨症候，不宜误用。

虎骨用酥润之，炭火缓炙，再润数遍，至脆为度。

**补骨脂**　属阳，体干而细，色皮黑、肉黄，气炒香，味辛带苦，性温，能沉，力温肾，性气与味俱厚。入肾、脾二经。

补骨脂，气香透骨，味辛入肾，专温补足少阴经络。主治阳道痿而精自流，丹田弱而尿不禁，小腹寒而阴囊湿，下元虚而腰膝软，此皆少阴经虚寒所致。藉此辛温以暖之，则元阳坚固，骨髓充实矣。盖肾主二便，若五更时大泻一次者，为肾泻。

① 为：《辨药指南》《续修四库》同，道光本、文华馆本、郁文书局本及《药品辨义》作"微"。

以此入四神丸，温补肾经。又取内①黄气香，更能醒脾，则腹泻自止，脾气自健。但性味辛温，少年色欲劳损，阴虚内热者，不宜用。

用酒淘，微炒香，研碎入药。俗名破故纸。

**肉苁蓉**　属阳中有阴，体润而肥，色黑，气和，味甘咸，性温，能沉，力补肾，性气与味俱厚。入肾、肝二经。

肉苁蓉，味咸入肾，厚浊补肾。主治精寒无子，阳道不举，女人绝阴，久不怀孕。缘少阴经火衰，用此峻补肾元子宫，最为神妙。凡老年血枯便闭，以此滋养其血，大便易通。但相火旺、肠胃滑者，忌用。与锁阳、巴戟天二品，补肾之功俱同。《本经》不载，丹溪续补用之。

用酒浸去浮甲净，出盐味，劈破中心，刷去白膜一重，再用白酒煮烂为度。

玄参主润肾，为和血抑火之品。

龟甲主养肾，为助气补阴之品。

枸杞主滋肾，为补血添精之品。

菟丝主固肾，为益气补脾之品。

牛膝主益肾，为活血强筋之品。

杜仲主坚肾，为调气续骨之品。

角胶主补肾，为壮精益血之品。

骨脂主暖肾，为温经止泻之品。

苁蓉主壮肾，为扶阳固精之品。

---

①　内：《药品辨义》《续修四库》同，道光本、文华馆本、郁文书局本作"肉"。据上文作"肉"义长。

# 卷　八

## 痰　药

**橘红**　属阳中有微阴，体干，色黄，气雄，微香，味辛带苦，性温，能升能降，力散结利气，性气重而味清。入肺、脾二经。

橘红，味辛带苦，辛能横行散结，苦能直行降下，为利气要药。盖治痰须理气，气利痰自愈，故用入肺脾。主一切痰病，功居诸痰药之上。佐竹茹以疗热呃，助青皮以导滞气；同苍术、厚朴，平胃中之实，合葱白、麻黄，表寒湿之邪。消谷气，解酒毒，止呕吐，开胸膈痞塞，能推陈致新，皆辛散苦降之力也。

橘红即广陈皮去白，功用各别，取其力胜故也。

**贝母**　属阴中有微阳，体滑腻，色白，气和，味苦带微辛，性凉，云微寒，非。能降，力清痰，性气与味俱厚而清。入心、肺二经。

贝母，味苦，能下气；微辛，能散郁；气味俱清，故用入心、肺。主治郁痰、虚痰、热痰及痰中带血，虚劳咳嗽，胸膈逆气，烦渴热甚。此导热下行，痰气自利也。取其下气则毒去，散气则毒解，用疗肺痿肺痈，咽痛喉痹，瘿瘤痰核，痈疽疮毒。此开郁散结，血脉流通也。又取其色白，体瓣象肺，性凉能降，善调肺气，治胃火上炎，冲逼肺金，致痰嗽不止。此清气滋阴，肺部自宁也。

取川产者佳。去心用。浙产者，解毒亦效。

**半夏**　属阳中有微阴，体燥，色白，气和，味大辛、略苦，性热而烈，能降，力燥湿痰，性气与味俱浊。入脾、胃、胆三经。

半夏，非专治痰药也，味辛能散结，性燥能去湿，脾家所喜。盖痰者，湿土不运而成。东垣云：大和脾胃气，治其本也。主疗痰厥咳逆，头痛头眩，肠鸣痰泻，痰疟，诚快剂也。若呕家必用半夏，以其性燥，善能去水，水去则呕止。又能温胆，盖心惊胆怯，由于痰聚经络，胆气不得上升，以此豁痰，胆气自平。孕妇头晕呕吐，名恶阻，由胃气怯弱，中脘停痰所致。以此化痰滞而健脾，须用黄芩等药监之。伤寒时气，大小柴胡汤中皆用半夏，善却半表半里之邪。如邪气传里，里热已深者，又勿宜用。恐其性燥，损血耗津，慎之。

《礼》云：五月半夏生，当夏之半，故名之。入水浸透，内无白星为度。和入生姜、明矾，煮熟，略干，切片用。

**天花粉**　属纯阴，体润肥大，色白，气和，味微苦，性微凉，能降，力清热痰，性气薄而味厚。入肺、心二经。

花粉，味苦性凉，纯阴之品，专清膈上热痰。热痰由肺受火逼，失其降下之令。此善导上焦之火下行，使肺气清，则声音顿发；胃热减，则消渴即除。唇干口燥，润其津液自止；热痈诸毒，和其血脉必消。疗烦满，祛黄疸，内外同归清热；下乳汁，调月水，上下总是行津。但脾气虚寒者，忌之。若汗下亡阳作渴，亦不宜用。

南产、肥白者佳。天然有花纹，故名之。黄黑者，不堪用。

**南星**　属阳中有微阴，体干燥，色白，气雄，味大辛、微苦，性热而急，能升能降，力豁风痰，性气与味俱浊。通行十二经。

南星，味辛烈，能散，复能燥；气雄猛，能通，复能开，故力豁风痰湿痰，主治暴中风不省。古来论中风者不一，曰湿、曰火、曰痰，总之湿郁生火，火盛生痰，痰火相抟，而成风之象。有痰涎壅盛，口眼㖞斜，手足瘫痪，半身不遂诸症，以此开痰破结，则风摇火焰之势自然而息。若湿痰横行经络，壅滞而不通，致语言费力，呵欠喷嚏，头目眩晕，颈①项痰核，肩背酸疼，双臂作痛，两手软痹，为患多端。以此导其痰，则诸症悉愈。但辛燥之药，不宜多用。

体中者佳。最大者，另名鬼芋，不用。和入生姜、白矾、皂荚，煮熟，晒干。

**胆星** 属阳中有阴，体干，色黄，气和，味微辛而苦，性凉，能升能降，力清惊痰，性气薄而味浓。入肝、胆二经。

胆星，意不重南星而重胆汁，借星以收取汁用，非如他药监制也。故必须九制，则纯是汁，色染为黄，味变为苦，性化为凉，专入肝胆。经云：肝为将军之官，十一脏取决于胆。是以肝胆之气一发，周身无处不到，假胆以清胆气，星以豁结气，大能益肝镇惊。主治一切中风、风痫、惊风，头风眩晕，老年神呆，小儿发搐，产后怔忡，为肝胆性气之风调和之神剂也。《本草》言其功如牛黄者，即胆汁之精华耳。

腊月用牛黄②胆汁，以南星末收之，约九遍，入胆内，挂檐阴干用。

**瓜蒌仁** 属阳中有阴，有土与水。体润而滑，色肉白、衣青，气和，味甘，云苦，非。性平，云寒，非。能降，力利热痰老痰，性气薄而味浊。入肺、大肠二经。

瓜蒌仁，体润能去燥，性滑能利窍。凡薄痰在膈，易消易

---

① 颈：道光本、文华馆本、郁文书局本作"头"。

② 牛黄：道光本、文华馆本作"黄牛"。义长。

清，不必用此。若郁痰浊，老痰胶，顽痰韧，食痰黏，皆滞于内，不得升降，致成气逆，胸闷咳嗽，烦渴少津，或有痰声不得出，藉其滑润之力，以涤膈间垢腻，则痰消气降，胸宽嗽宁，渴止津生，无不奏效。其油大能润肺滑肠，若火邪燥结大便，以此助苦寒之药，则大肠自润利矣。

入丸去壳，夹粗纸，敲压二三次，略去其油。又勿多压，失其体润。

**白芥子** 属阳，体细而锐，色白，气研碎雄，味大辛辣，性温，能降横行，力散结痰，性气与味俱锐。入肺经。

白芥子，味辣，横行甚捷；体细，通利甚锐，专开结痰。痰属热者能解，属寒者能散。痰在皮里膜外，非此不达；在四肢两胁，非此不通。若结胸证，痰涩邪热固结胸中及咳嗽失音，以此同苏子、枳实、瓜蒌、杏仁、芩、连，为解热下痰汤，诚利气宽胸神剂。

拣净沙土，略炒性缓；生则力猛，酌用。

**苏子** 属阳，体细而锐，色黑，气炒研微香，味微辛，性温，能降，力利膈痰，性气与味俱略厚。入肺经。

苏子，子主降，味辛气香；主散，降而且散，故专利郁痰。咳逆则气升，喘急则肺胀，以此下气定喘；膈热则痰壅，痰结则闷痛，以此豁痰散结。经云：膻中为上气海。如气郁不舒及风寒客犯肺经，久遏不散，则邪气与真气相持，致饮食不进，痰嗽发热，似弱非弱。以此清气开郁，大有神效。

拣净，略炒，研用，不宜隔宿。野苏子、不香者，少效。

**常山** 属阳中有阴，有土。体干燥，色淡黄，气薄而宣，味甘、微苦，性酷，云寒，非。能升，力散痰疟，性气与味俱薄。入脾经。

常山，体根，根主升；气味俱薄，薄主上行，故独能宣而主吐。宣可去壅，善开结痰，凡痰滞于经络，悉能从下涌上。取味甘色黄，专入脾经，而祛痰疟。盖脾虚则生痰，肝虚则发热，若三日一发者，为三阴疟，俗名三疟①是也。以此同人参入小柴胡汤，去痰平肝。少用一钱，必不致于吐。即吐，亦为解散，使风散食消，一二剂自愈。若不速治，因循延久，则风暑与食合为痰涎，流滞经络，名为老疟，则风暑入阴在脏。宜用血药，引出阳分，而后以此截疟。第因常山气味薄而性升上，上必涌吐，恐为暴悍，特用酒制，助其味厚。又佐以槟榔为使沉降，逐痰下行，加知母益阴，贝母清痰，共此四味，为截疟神方。世嫌其性暴，不能善用，任疟至经年累月，则太愚矣。但勿多用及久用耳。

取细实者佳。忌鸡肉、茶茗、葱、醋。初嚼如木无味，煎尝味甘淡，带微苦。气味俱薄，亦非劫药。

**竹茹** 属阴②，体轻，色淡青白，略去外青。气和，味苦，性凉，能升能降，力降热痰，性气与味俱轻。入胆、胃二经。

竹茹，体轻，轻可去实；性凉，凉可去热；味苦，苦能降下。专清热痰，为宁神开郁佳品。主治胃热噎膈，胃虚干呕，热呃咳逆，痰热恶心，酒伤呕吐，痰涎酸水，惊悸怔忡，心烦躁乱，睡卧不宁。此皆胆胃热痰之证，悉能奏效。此一味名竹皮汤，疗阴阳易，古人已验之奇方。

**竹沥**附梨汁 属阳中有阴，体滑，色白，气和，味甘淡，性凉，云寒，非。能降，力行热痰，性气与味俱清。入肺、胃二经。

---

① 三疟：文华馆本作"三日疟"，义长。
② 阴：道光本、文华馆本作"阳"。

竹沥，假火而成，谓之火泉。体滑，滑以利窍，渗灌经络中，为搜解热痰圣药，令胸中膈上、四肢百脉、皮里膜外，靡不周到。主治中风瘫痪，语言謇涩，手足麻木，及颠[1]痫惊狂，经年痰火，非此不能成功。必藉辛以佐之，须加姜汁为功，其力更胜。又因其性凉，长于清火，极能补阴。用疗血虚自汗，消渴尿多及金疮口噤，胎前产后。凡阴虚之病由于火燥，以此滋之润之，则血得其养矣。

竹种类甚多，取味淡者为佳。尝其笋可辨。北方荆沥，功用俱同，其力倍胜。

梨汁，亦能开痰，润燥止嗽。若阴虚火盛，令人五液干涸，梨浆可以救急。生用凉五火，熟用滋五脏，解酒病弥佳。丹溪治中风语涩不清，热伤于络及喉痛等症，并风痰已深者，多服自能开爽。味酸勿用。

**姜汁**　属纯阳，体滑，色黄，气雄，味辛辣，性热而窜，能横行而降，力行痰，性气与味俱烈。入肺、脾二经。

姜汁，味辛，辛可行滞，大能横行，散气开痰。故竹沥、荆沥、梨汁，虽皆滑利之品，然非姜汁佐之，不能行痰。以此监制诸味，豁痰利窍，相须而用。其味浓性窜，只宜他汁十分之一，量加用之。

**海石**附礞石、瓦垄子、芫花、大戟、甘遂[2]　属阴，体略重，色灰白，气和，味咸，性凉，能沉，力化积痰，性气轻而味重浊。入肺、胃、大肠三经。

---

① 颠：颠狂、颠痫。后作"癫"。西汉·史游《急就篇》"疝瘕颠疾狂失响"唐·颜师古注："颠疾，性理颠倒失常。亦谓之狂猳。"清·钱保塘注："颠，一作癫。"
② 瓦垄子、芫花、大戟、甘遂：此9字原无，据文中附药补。

海石，乃沿海间细沙水沫凝聚日久，结成浮石。火煅为粉，另名海粉。丹溪云：海粉即海石。味咸能降火，又能软坚，故力降热痰，软结痰，消顽痰。因其体浮，专主上焦心肺之分、咽喉之间，消化凝结。化痰丸中必用圣药也。

礞石，味咸体重，化坚坠痰，入滚痰丸，治怪病神妙。瓦垄子①，味咸，清女子血块，逐男子痰癖，甚妙。

芫花，辛温逐饮，大戟、甘遂，苦寒泻水，总治积聚痰饮。三品同入神祐丸用，不入煎剂。

**皂荚**附瓜蒂 属阳，有金。体轻，色皮黑、肉黄，气雄窜，味大辛，性热，能升，力搜顽痰，通窍，性气与味俱烈。入肺、胃、大肠三经。

皂荚，味大辛，主升散；气雄窜，主利窍，为搜痰快药。凡痰在肠胃间，可下而愈。若蓄于胸膈上，则横入脂膜，胶固稠浊，消之不能行，泻之不能下，以致气壅喘急，甚则闷、胀、痛齐作，或神呆昏愦，或时常吐浊，但能坐而不得眠。以此同海石为丸，每日少用数丸，横散流痰，使渐消化，搜出凝结，大有神功。又用为稀涎散，治中风不省，急喉痹塞，即刻宣去顽痰，为救急圣药。

取小者，名猪牙皂，良。微火炙软，刮去皮弦子，用肉。炙为末，为散则宣上，为丸则下行。大者勿用。

甜瓜蒂主宣，性急上行。为瓜蒂散，宣吐膈痰宿食。

橘红主诸痰，为利气化滞之品。

贝母主虚痰，为清热开郁之品。

半夏主湿痰，为燥脾逐寒之品。

---

① 瓦垄子："瓦楞子"之异名。

花粉主热痰，为止渴生津之品。

南星主风痰，为破结通经之品。

胆星主惊痰，为益肝凉胆之品。

蒌仁主老痰，为润肺利膈之品。

芥子主结痰，为宽胸行胁之品。

苏子主郁痰，为利膈定喘之品。

常山主积痰，为截疟散邪之品。

竹茹主热痰，为凉膈宁神之品。

竹沥主火痰，为导热补阴之品。

姜汁主行痰，为通络宣壅之品。

海石主黯痰，为软坚消结之品。

皂荚主搜痰，为祛浊稀涎之品。

**验痰法：**

寒痰清，湿①痰白，风痰咸，外感。热痰黄，火痰绿，食痰黏，酒痰秽，惊痰结，郁痰浊，虚痰薄，风痰涎，胆风。老痰胶，顽痰韧，结痰闷。

列验痰法，庶辨②寒热虚实，举其大略。总新而轻者，痰色清白稀薄；久而重者，痰色黄浊稠黏；甚至胶韧凝结，咳咯难出，渐成秽气，变黑带红，则为阴虚火痰，朝凉夜热。

----

① 湿：道光本、文华馆本、郁文书局本作"温"。

② 辨：道光本、文华馆本、郁文书局本作"将"。

# 卷　九

## 火　药

**龙胆草**　属纯阴，有金、水。体干，色灰带紫，气和，味大苦带涩，性寒，能沉，力泻肝火，性气与味俱厚。入肝、胆、胃三经。

胆草，秋开花，得金令司权，金能制木，且味苦如胆，故专泻肝胆之火。主治目痛颈痛，两胁疼痛，惊痫邪气，小儿疳积。凡属肝经热邪为患，用之神妙。其气味厚重而沉下，善清下焦湿热。若囊痈便毒下疳及小便涩滞，男子阳挺肿胀，或光亮出脓①，或茎中痒痛，女人阴癃作痛，或发痒生疮，以此入龙胆泻肝汤治之，皆苦寒胜热之力也。亦能除胃热，上②蛔虫，盖蛔得苦即安耳。但脾胃虚者少用。

**牛蒡子**　属阴中有微阳，体小，肉微润，色肉白、衣青，气和，味肉苦带微辛，性寒，能升能降，力解热毒，性气薄而味厚。入肝、肺二经。

牛蒡，味苦，能清火；带辛，能疏风。主治上部风痰，面目浮肿，咽喉不利，诸毒热壅，马刀瘰疬，颈项痰核，血热痘疮，时行疹子，皮肤瘾疹。凡肝③经郁火，肺经风热，悉宜用此。

---

① 脓：道光本作"浓"。

② 上：道光本、文华馆本作"平"，《辨药指南》《续修四库》作"止"，于义"平""止"为胜。似为"止"之形近而误。

③ 肝：道光本、文华馆本、郁文书局本作"肺"。

略炒，捣碎用。别名鼠黏，又名恶实。

**黄连**　属阴，体干，色黄，气和，味大苦，性寒而清，能浮能降，力泻心火，性气薄而味厚。入心、脾、肝、胆、胃、大肠六经。

黄连，味苦，苦能燥湿而去垢；性寒，寒能胜热而不滞，善理心脾之火。凡口疮牙疼，耳鸣目痛，烦躁恶心，中焦郁热，呕吐痞闷，肠癖下痢，小儿疳积，伤寒吐蛔，诸痛疮疡，皆不可缺。入香连丸，祛肠中积滞，有厚肠之功；入吴茱丸，除吞吐酸水，有清胃之力。此皆一寒一热，阴阳相济，最得制方之妙。若姜制，以和其寒，少变其性，引至热所，不至抵牾，则能止呕。酒炒引上，以清头目。猪胆拌炒，泻肝胆火。单炒黑用，脾虚热泻，独为妙剂。生用痈肿解毒，尤其所宜。但胃中停食及胃虚作呕，伤寒下早致痞，皆宜禁用。

川产肥大、内如黄金色者佳。

**连翘**　属阴，体轻，色苍，气和，味微苦，性凉，能升能降，力清三焦火，性气与味俱轻清。入心、肺、肝、脾、三焦、胆、胃诸经。

连翘，气味轻清，体浮性凉，浮可去实，凉可胜热，总治三焦诸经之火。心肺居上，脾居中州，肝胆居下，一切血结气聚，无不调达而通畅也。但连翘治血分功多，柴胡治气分功多。同牛蒡子，善疗疮疡，解痘毒，尤不可缺。

**犀角尖**　属阳中有阴，体重，色本黄、尖黑，锉碎则白，气香，味苦带微酸而咸，性凉，能升能降，力清心胆，性气与味俱轻清。入心、肺、肝、胆、胃五经。

犀角，气香属阳，主走散；性凉属阴，主涌泄，妙在阴阳并用。善清虚火上炎，致吐衄妄行，肺胃中蓄血凝滞。又取其味苦酸咸，恰合心神之性。盖心恶热，以苦凉之；心苦缓，以酸收之；心欲软，以咸软之。且清香透心，以此益心神，即能镇肝气，一切心经肝胆之热，必不可缺。若小儿惊痫疳热，痘疮血热，尤为圣药。

犀角用尖，取力之精锐在尖。以纸包置怀中良久，水磨则易下，调入力胜。用锉末煎服效浅。

**石膏**　属阳中有阴，有金、水。体重，色白，气和，味淡带微辛，性凉，云寒，非。能沉能升，力凉肠①胃。性气薄而味浊。入肺、胃、大肠三经。

石膏，色白属金，故名白虎。体重性凉而主降，能清内蓄之热；味淡带辛而主散，能祛肌表之热。因内外兼施，故专入阳明经，为退热驱邪之神剂。一切谵语、发狂、发斑、疹毒、齿痛，脾热胃火，皆能奏效。如时气壮热，头痛，或身热有汗不解及汗后脉洪而渴，或暑月中热，体痛头疼，汗多大渴，或疟久热极渴甚，咽痛，口干舌焦，是皆肠胃热邪内盛，蒸发②于肌表。藉此通解，而行清肃之气。若无汗而渴及小便不利，并腹痛呕泻饱闷，皆宜忌之。

取色白者良。青色杂者，剔去。略煅，带生用。多煅则体腻，性敛。醋调封丹炉，甚于脂膏，膏字取义如此。

**黄芩**　属阴，体有枯有实，色黄，气和，味苦，性寒，能浮能降，力清热，性气与味俱厚。入肺、胃、大肠三经。

黄芩，中枯者，名枯芩；条细者，名条芩，一品宜分两用。盖枯芩体轻主浮，专泻肺胃上焦之火，主治胸中逆气，膈上热

---

① 肠：原作"伤"，形近而误，据道光本、文华馆本、郁文书局本及文义改。

② 发：《辨药指南》作"郁"，义长。

痰，咳嗽喘急，目赤齿痛，吐衄失血，发斑发黄，痘疹疮毒，以其大能凉膈也。其条芩体重主降，专泻大肠下焦之火，主治大便闭结，小便淋浊，小腹急胀，肠红痢疾，血热崩中，胎漏下血，挟热腹痛，谵语狂言，以其大能清肠也。同枳实、紫朴①，能消谷食。因邪热不杀谷，以此清胃，则谷易消。同柴胡退热，为柴胡散火之标，以此折火之本。同白术安胎，盖白术健脾，但胎坐中宫，气不运行，易生郁热，以此清气②，胎动自安。用猪胆汁拌制，入厥阴肝经，以清抑郁之火，止胎前疟，寒战振动，不使堕胎。

**山栀** 属阴，体皮轻、子润，色黄带赤，气和，味苦，性寒，能升能降，力清肺胃，性气轻，味重。入肺、胃、肝、胆、三焦、胞络六经。

山栀，色赤类火，味苦降下，取其体质轻浮，从至高之分使三焦火屈曲下行。主治肺热咳嗽，吐衄妄行，胃火作痛，面赤鼻皶，目赤耳疮，呕哕腹满，郁热淋闭，肠红疝气，一切郁遏之火，小便泄去。又治虚热发渴，病后津血已亡，胃腑无润。同知母治烦躁，盖烦属肺气，山栀主之；躁属肾血，知母主之。

*取圆小者良。炒去秽气，带性用，不宜太过。*

**知母** 属阴中有微阳，体润，色淡黄，气和，味苦略辛，性凉，能升能降，力清火滋阴，性气与味俱平。入肺、胃、肾三经。

知母，味微苦略辛，盖苦能坚肾，辛能润肾，滋养肾水，独擅其长。主治肾虚火动，阴火攻冲，虚劳痰嗽，有汗骨蒸，

① 紫朴：即厚朴。本书"厚朴"条言"厚而色紫者佳"，厚朴以紫色为佳，故又名紫朴。

② 气：道光本、文华馆本作"热"，义长。

往来劳热，咽痒心烦。盖肾水生则虚火降，诸症自愈。取其体润滋肺，性凉清肺，以疗火疟烦热，热病瘥后，产后蓐劳，久嗽无痰，有生津除热之功。因其色黄，入阳明经，以泻胃热。用在白虎汤，治邪热入胃，胃火燔烁，消渴热中。又治烦躁不睡，盖烦属肺气，躁属肾血，以此清胃，即清肺肾之源，则烦躁自止。与黄柏并用，非为降火，实能助水；与贝母同行，非惟清痰，专为滋阴。但脾虚便泻，忌之。

取肥大、清白者佳。略炒去外毛用。条①细油黑者，不用。

**黄柏** 属阴中有微阳，体皮干，色黄，气和，味大苦，性寒，能降，力清肾火，性气与味俱厚而燥。入肾与膀胱二经。

黄柏，树高数丈，其皮从上直下，味苦入骨，是以降火。能自顶至踵沦肤彻髓②，无不周到，专泻肾与膀胱之火。盖肾属寒水，水少则渐消，涸竭则变热。若气从脐下起者，阴火也。《内经》曰：肾欲坚，以苦坚之。坚即为补。丹溪以此一味，名大补丸。用盐水制，使盐以入肾，主降阴火，以救肾水。用蜜汤拌炒，取其恋膈，而不骤下，治五心烦热，目痛口疮诸症。单炒褐色，治肠红痔漏，遗精白浊，湿热黄疸及膀胱热，脐腹内痛。凡属相火，用此抑之，肾自坚固，而无狂荡之患。因味苦能走骨，能沉下，用酒拌炒，四物汤调服，领入血分，治四肢骨节走痛，足膝酸疼无力，遍身恶疮及脚气攻冲，呕逆恶心，阴虚血热，火起于足者。盖此一味，名潜行散，能泻阴中之火。亦能安蛔虫，以苦降之之义也。

取川产、肉厚、深黄色者佳。去粗皮用。

---

① 条：原作"调"，据道光本、文华馆本、郁文书局本改。

② 沦肤彻髓：原指深入骨髓肌肉，这里指药物作用部位深入，作用范围广。

**地骨皮** 属纯阴，体轻，色苍，气和，味大苦，性寒，能浮能沉，力除有汗骨蒸，性气薄而味厚。入肺、肾、三焦三经。

地骨皮，皮能散表，外祛无定虚邪；苦能入骨，内除有汗骨蒸。取其体轻，能浮沉上下，上理头风痛，中去胸胁气，下利大小肠，通能奏效。入泻白散，清金调气，疗肺热有余咳嗽；同养血药，强阴解肌，调痘疮不足，皮焦。以其性大寒，酒煎二两，治湿热黄疸，最为神效。牡丹皮能去血中之热，地骨皮能去气中之热，别宜而用。但虚寒者忌之。

去内骨及土用。足指及足底恶疮，用鲜地骨皮煎汤，熏之竟日，即有黄水出。熏二三日，肿退愈。

**滑石** 属阴中有阳，金、水与土。体腻滑而重，色白，气微香，味淡，性凉，能沉，力利六腑，性气轻而味厚。入小肠、膀胱、脾、胃四经。

滑石，体滑主利窍，味淡主渗热，能荡涤六腑，而无克伐之弊。主治暑气烦渴，胃中积滞，便浊涩痛，女人乳汁不通，小儿疹毒发渴，皆利窍渗热之力也。如天令湿淫太过，小便癃闭，入益元散，佐以朱砂，利小肠最捷。要以口作渴，小便不利，两症并见，为热在上焦肺胃气分。以此利水下行，烦渴自止。若渴而小便自利者，自内津液少也。小便不利而口不渴者，是热在下焦血分也。均非宜用。且体滑，胎前亦忌之。

取白色细腻者良。刮去浮黄土用。敷痘疮溃烂，甚妙。

**芒硝** 属纯阴，有金与水。体润，色白，气和，味咸，云苦辛，皆非。性大寒，能降，力软坚泻热，性气轻而味重。入肺、胃、大肠三经。

芒硝，体本水化，禀阴精凝聚，煎汁，结如锋芒，名曰芒硝。味咸软坚，故能通燥结；性寒降下，故能去火烁。主治时行热狂，六腑邪热，或上焦膈热，或下部便坚。经曰：热淫于内，治以咸寒。用此为君剂，以水克火也。佐以苦辛，与大黄苦辛之品相须而治。因咸走血，亦能通经闭，破蓄血，除痰癖，有推陈致新之功。惟疹子忌用，恐咸寒内凝，不能发出。

若产后胞衣不下，用硝三钱，加牛膝、归尾各五钱，酒煎。临服，入童便一杯，热饮立下。

初名朴硝，煎制为芒硝，再煎提为玄明粉。仲景只用芒硝，立冬后煎，乃得凝结。计硝十斤，用水十斤，萝卜十斤。煎至卜熟烂为度，去卜，倾硝入缸，隔一宿，去水，即成芒硝。照法再煎两三次，为玄明粉。

**大黄** 属纯阴，有土与水。体润，色黄，气雄而香，味大苦带辛，性大寒，能沉，力泻实热，性气与味俱重浊。入胃与大小肠、胞络、膀胱五经。

大黄，苦重能沉，带辛散结，气味重浊，直降下行，走而不守，有斩关夺门之力，故号为将军。专攻心腹胀满，肠胃蓄热，积聚痰实，便结瘀血，女人经闭。盖热淫内结，用此开导阳邪，宣通涩滞，奏功独胜。如积热结久，大便坚实闭固，难以取下，又藉芒硝味咸软坚，两者相须而用。凡内外伤感，郁久皆变成燥，燥甚为热，热极为火，三者属阳邪，销铄肠胃，最烈而速，遂使浊阴不降，清阳不升，诸症蜂起。若用硝、黄，如开门放贼，急须驱逐，宜以生用，则能速通肠胃。制熟以酒，性味俱减，仅能缓以润肠。勿畏而不用，亦勿轻而误施。全在对证用药，贵乎多少合宜，斯为神手。

川产、气香坚实者佳。

**石莲肉** 属纯阴，体干实，色肉白、壳黑，气和，味大苦带涩，性寒，能沉，力清心，性气轻而味重①。入心、胞络、肺、胃四经。

石莲肉，生水中，一名藕实。味苦，清火；带涩，敛热下行。善解忧愁抑郁，心火上炎，而克肺金。主治口苦咽干，五心烦热及心虚生热，痢疾口噤，便浊遗精。上能清养心肺，下能收摄肾水，心肾不交，用为良剂。若昼则发热，夜则安静，是热在气分。以此同参、芪为清心莲子饮，退热甚效。

坚硬如石，故名石莲。去壳，敲碎用。

**胡黄连** 属纯阴，体干而轻，色紫，气和，味大苦，性寒，能沉，力凉血，性气薄而味厚。入肝、胆、胃三经。

胡连，色紫味苦，独入血分而清热。主治血虚骨蒸，五心烦热，日晡肌热，脏毒痔疮，小儿惊痫疳积。丹溪云：蒸蒸发热，皆积做成。此能凉血益阴，其功独胜。若夜则发热，昼则明了，是热在血分，以此佐芎、归，为四物二连汤，除热神妙。又善解巴豆之毒。

胆草泻肝火，为疏热利下之品。

牛蒡清肝火，为解壅理上之品。

黄连抑心火，为清热厚肠之品。

连翘凉心火，为利膈散结之品。

犀角清心火，为凉血益肝之品。

石膏退胃火，为解肌止渴之品。

黄芩泻肺火，为凉膈清肠之品。

山栀降肺火，为清胃除烦之品。

---

① 重：《辨药指南》《药品辨义》《续修四库》同，道光本、文华馆本、郁文书局本作"厚"。

知母清肾火，为润肺滋阴之品。

黄柏降肾火，为补阴降火之品。

骨皮凉肾火，为清肺退热之品。

滑石导六腑，为利窍渗热之品。

芒硝清三焦，为软坚润燥之品。

大黄泻大肠，为去实通滞之品。

石莲清气热，为除昼①郁火之品。

胡连凉血热，为退夜骨蒸之品。

---

① 昼：原作"晝"，为"畫（昼）"形近而误，据道光本、文华馆本、郁文书局本及文义改。

# 卷　十

## 燥　药

**秦艽**　属阴中有微阳，体微润，色淡黄，气香，味苦、微辛，性凉，<sub>云微温，</sub>非。能升能降，力润燥和血，性气薄而味厚。入胃、大肠、肝、胆四经。

秦艽味苦能降，带辛能润，又气香而性凉，故独专治燥。盖燥因血热，渐至血亏。大肠本属阳明燥金，若血液衰耗，则大便干结，煎熬肺金，不生肾水，至肺、肾、肠、胃俱燥，诸症蜂起。咽干口渴，烦闷痞满，皮肤燥痒，通身挛急，肢节酸痛及牙疼眼涩，浮肿黄疸，疳积酒毒，肠红痔漏，皆宜用此。清利脏腑，而不推荡，真良品也。且助天麻，治风热头晕；同柴胡，疗骨蒸潮热；合紫菀，润肠利便；佐牛膝，利血滋阴，俱有神效。

去芦头、沙土用。

**麻仁**<sup>附童便</sup>　属阴，体肉润，色内①白、皮苍，气和，味甘，性平，能升能降，力润气燥，性气薄而味厚。入肺与大肠二经。

麻仁味甘能润肠，体润能去燥，专利大肠气结便闭。凡老年血液枯燥，产妇气血不顺，病后元气未复，或禀弱不能运行，皆治。大便闭结不通，不宜推荡，亦不容久闭，以此同紫菀、杏仁，润其肺气，滋其大肠，则便自利矣。

---

① 内：道光本、文华馆本、郁文书局本作"肉"。

绢包浸沸汤中，少泡之，取起，挼去壳，取仁用。或连皮敲碎，入药亦可。

童便与阴①同类，善通血脉，能降火，委曲下行，滋阴抑阳，清润三焦，伤寒汤中用人尿引姜、附入少阴，而无拒格之患。经曰：必同其气，可使平也。

**蜂蜜** 采百花之精，味甘主补，滋养五脏，体滑主利，润泽三焦。如怯弱嗽咳不止，精血枯稿，肺焦叶举，致成肺燥之症。寒热均非，诸药鲜效。用老蜜日服两许，约月未有不应者。是燥者润之之义也。生用通利直肠，老年便结，更宜服之。

秦艽主清燥，为血热滋阴之品。

麻仁主润燥，为气热利肠之品。

---

① 阴：此后道光本、文华馆本、郁文书局本有"血"。

# 卷十一

## 风　药

**麻黄**　属纯阳，体轻中空，色绿，气微腥，味辛、微苦，性温，能升能降，力发表，性气轻而味薄。入肺、大肠、胞络、膀胱四经。

麻黄，枝条繁细，细主性锐；形体中空，空通腠理；性味辛温，辛能发散，温可去寒。故发汗解表，莫过于此，属足太阳膀胱经药。治伤寒初起，皮毛腠理，寒邪壅遏，荣卫不得宣行，恶寒拘急，身热躁盛及头脑巅顶、颈项脊中、腰背遍体无不疼痛。开通腠理，为发表散邪之主药。倘①元气虚弱及劳力感寒，或表虚者，断不可用。但误用之，自汗不止，筋惕肉瞤，为亡阳症，难以救治。至若春分前后，玄府易开，如患足太阳经症，彼时寒变为温病，量为减用，入六神通解散，通解表里之邪，则荣卫和畅。若夏至前后，阳气浮于外，肤腠开泄，人皆气虚，如患足太阳经症，寒又变热病，不可太发汗，使真气先泄，故少用四五分，入双解散，微解肌表，大清其里。此二者，乃刘河间玄机之法，卓越千古。若四时暴感风寒，闭塞肺气，咳嗽声哑，或鼻塞胸满，或喘急痰多，用入三拗汤，以发散肺邪，奏功甚捷。若小儿疹子，当解散热邪，以此同杏仁发表清肺，大有神效。

**羌活**　属阳中有微阴，体轻而虚，色紫，气香而雄，味辛

---

① 倘：道光本、文华馆本、郁文书局本作“但”。

苦，云甘，非。性微温，能升能降，力发散，性气重而味轻。入膀胱、小肠、肝、肾四经。

羌活，气雄味辛，发汗解表，属足太阳膀胱经药。自头至踵①，大无不通，小无不入，透利关节最捷。若多用主散邪，凡风寒湿气，恶寒发热，头疼体痛，以此发泄腠理，为拨乱反正之主；若少用能利窍，凡周身骨节，痰②痛风热，及中风瘫痪，手足不遂，以此疏通气道，为活血舒经之佐。痘家用之，善能运毒，走表追脓。又消诸毒热痛，解百节疼痛。独活气香而浊，善行血分之邪；羌活气雄而清，善行气分之邪。

**紫苏叶** 属纯阳，体轻，色紫，气香，味辛，性温而锐，能升能降，力发表，性气与味俱薄。入肺与膀胱、大小肠四经。

苏叶，叶属阳，为发生之物。辛温能散，气薄能通，味薄发泄，专解肌发表。疗伤风伤寒及疟疾初起，外感霍乱，湿热脚气。凡属表症，放邪气出路之要药也。丹溪治春分后温热病，头疼身热，脊强目痛，鼻干口渴，每以此同葛根、白芷入六神通解散，助其威风，发汗解肌，其病如扫。取其辛香，以治抑郁之气停滞胸膈，入心③气饮，开心胸郁热，神妙。如寒滞腹痛，火滞痢疾，湿滞泄泻，少佐二三分，从内略为疏解，最为妥当。参苏饮治虚人感冒风寒，方中一补一散，古人良有深意。如不遵其义，减去人参，或服之不应，或邪气未散，而正气先虚。须知用药得法，全在君臣佐使之间。此独制鱼虾螃蟹之毒，如过伤其味者，解之。

---

① 踵：原作"腫"，形近而误，据道光本、文华馆本、郁文书局本、《辨药指南》《药品辨义》及文义改。

② 痰：道光本、文华馆本、郁文书局本作"疼"，他本同。

③ 心：此前道光本、文华馆本有"分"。

取叶用，两面紫色者佳。梗另载。

**薄荷叶** 属阳，体轻，色绿，气香而清，味辛微苦，性凉而锐，力疏利上部，性气厚而味轻。入肺、肝二经。

薄荷，味辛能散，性凉而清，通利六阳之会首，祛除诸热之风邪。取其性锐而轻清，善行头面，用治失音，疗口齿，清咽喉。同川芎达巅顶，以导壅滞之热。取其气香而利窍，善走肌表，用消浮肿，散肌热，除背痛，引表药入荣卫，以疏结滞之气。入药每剂止用二三分。勿太过，令人汗出不止。表虚者，慎用。

取苏产为龙脑薄荷良。

**柴胡** 属阴中有微阳，体干，色皮苍、内黄带白，气和，味微苦，云甘，非。性凉，能升能降，力疏肝散表，性气与味俱轻。入肝、胆、三焦、胞络经①。

柴胡，性轻清，主升散；味微苦，主疏肝。若多用二三钱，能祛散肌表，属足少阳胆经药，治寒热往来，疗疟疾，除潮热。若少用三四分，能升提下陷，佐补中益气汤，提元气而左旋，升达参、芪，以补中气。凡三焦胆热，或偏头风，或耳内生疮，或潮热胆痹，或两胁刺痛，用柴胡清肝散以疏肝胆之气，诸症悉愈。凡肝脾血虚，骨蒸发热，用逍遥散，以此同白芍抑肝散火。恐柴胡性凉，制以酒拌，领入血分，以清抑郁之气，而血虚之热自退。若真脏亏损，易于外感，复受邪热，或阴虚劳怯，致身发热者，以此佐滋阴降火汤，除热甚效。所谓内热用黄芩，外热用柴胡，为和解要剂。

取茎长而细软者佳。仲景定汤方，有大、小之名，柴胡原无大、

---

① 经：此前道光本、文华馆本、郁文书局本有"四"。

小之别。

**葛根**　属阳中有阴，体干，色白，气和，味甘，性凉，<sub></sub>鲜寒。能升，力凉胃解肌，性气与味俱轻。入胃与大肠二经。

葛根，根主上升，甘主散表。若多用二三钱，能理肌肉之邪，开发腠理而出汗，属足阳明胃经药。治伤寒发热，鼻干口燥，目痛不眠，疟疾热重。盖麻黄、紫苏，专能攻表，而葛根独能解肌耳。因其性味甘凉，能鼓舞胃气，若少用五六分，治胃虚热渴，酒毒呕吐，胃中郁火，牙疼口臭。或佐健脾药，有醒脾之力。且脾主肌肉，又主四肢，如阳气郁遏于脾胃之中，状非表症，饮食如常，但肌表及四肢发热如火，以此同升麻、柴胡、防风、羌活，升阳散火，清肌退热。薛立斋常用，神剂也。若金疮、若中风、若痉病，以致口噤者，捣生葛根汁，同竹沥灌下即醒。干者为末，酒调服亦可。痘疮难出，以此发之甚捷。

取肉白如粉者良。

**升麻**　属阴中有阳，体轻，色绿，气和，味苦辛，<sub>云甘，</sub>非。性平，<sub>云寒云温，皆非。</sub>能升，力升解，性气轻而味重。入脾、胃、大肠三经。

升麻，体根，根主上升，性气轻浮，善提清气。少用佐参、芪，升补中气。柴胡引肝气从左而上，升麻引胃气从右而上。入补中益气汤，有鼓舞脾元之妙，使清阳之气上升，而浊阴之气下降。其味苦辛，多用亦有发表解肌之助。又其质空通，善引参、芪，益气聪明；合柴胡，治火郁，五心烦热。若劳碌伤神及肺有伏火者，恐升动阳气，助火生痰，忌之。

取青绿色者佳。黑色者，勿用。

**白芷**　属阳，体重，色白，气香，味辛，性温，能升能降，力走肌疏散，性气与味俱厚。入肺、胃、大肠三经。

白芷，色白气香，味辛性温，俱属于阳，属足阳明胃经药。升头面，通九窍，走肌肉，为疏风要品。用治春分后热病，助六神通解散，奏功甚捷。疗风寒头痛，头风侵目，头风胁满，头眩目痒，肺热鼻塞，胃热齿痛，皮肤燥痒，皆利窍散邪之力也。因能走肌达表，佐活命饮，治诸痈肿，宣通毒气。若痘疮无脓作痒，以此排脓；虚寒不起，以此升发。但香燥耗血，辛散损气，不宜久用。

白芷合大黄等分，名宣毒散，治一切肿毒，一服即消。白芷一味为末，三钱，井水调，治诸骨鲠，神效。

**防风** 属阳，体轻、微润，色黄，气和，味甘、微辛，性微温，能升能降，力疏肝，性气与味俱薄。入肺、脾、肝、膀胱四经。

防风，气味俱薄，善升浮走表，卑贱之品，随所引而至，为风药之使。若多用主散，治在表阳分风邪，清头目滞气，疗脊痛项强，解肌表风热，以其辛甘发散之力也；若少用主利窍，治周身骨节疼痛，四肢挛急，经络郁热，及中风半身不遂，血脉壅滞，以其透利关节之功也。又取其风能胜湿，如头重目眩，骨痛腰酸，腿膝发肿及脾湿泄泻，湿热生疮，一切风湿证，为风药中之燥剂也。同白芷入活命饮，治诸毒热痈。亦能散邪逐毒，用蜜煮防风，同黄芪，去痘疮发痒；用酒洗防风，合白芍，又发痘疮不起，因善疏肝气之故。

产山东，取粗大坚实、内金井玉栏①、润泽者佳。南产色白者，

---

① 金井玉栏：指防风、黄芪、桔梗等根及根茎类药材断面上，外圈皮部和韧皮部白色（玉栏），中心木质部或包括髓部黄色或淡黄色（金井），形成层环，习称"金井玉栏"，亦称"金心玉栏"。

不堪用。

**荆芥** 属阳中有阴，体轻，色青，气雄，味辛兼苦，性凉，能升能降，力凉血疏风，性气厚而味轻。入肝经。

荆芥，味辛，能疏风；兼苦，能凉血。若生用，解散风邪，清利头目，发散壅滞，疗头风眩晕，目痛齿痛，咽痛口疮，颐肿，疮疡痛痒，痘疮不起，皆取疏散之意也；若炒黑用，须炒极黑存性，治肠红下血，女经崩漏，产后血晕，取其凉血及血遇黑则止之义也。因肝喜疏散，以此入血分，善搜肝中结滞之气。丹溪用治产后，良有深意。

**前胡** 属阴中有阳，体干、微润，色淡黄，□□①味苦而辛，云甘，非。性凉，云微寒微温，皆非。能降，□□②热痰，性气与味俱厚。入肺、胃二经。

前胡，味苦而辛，苦能下气，辛能散热。专主清风热，理肺气，泻热痰，除喘嗽痞满及头风痛。补心汤中用之，散虚痰；洞然汤中用之，治暴赤眼。皆为下气散热之功也。

**独活** 属阴中有微阳，体轻，色苍，气香而浊，味苦微辛，性微温，能沉能浮，力除风湿，性气与味俱重。入心、肝、肾、膀胱四经。

独活，气香而浊，味苦而沉，能宣通气道，自顶至膝以散肾经伏风。凡颈项难舒，臀腿疼痛，两足痿痹，不能动移，非此莫能效也。取其香气透心，用为心经引药，疗赤眼痛。因其枝茎遇风不摇，能治风，风则胜湿，专疏湿气。若腰背酸重，

---

① □□：此2字漫漶难辨，《辨药指南》作"气和"，道光本、文华馆本作"气与"，《续修四库》作"气厚"，于义似以"气厚"为胜。

② □□：此2字漫漶难辨，道光本、文华馆本、郁文书局本作"力除"，《辨药指南》及《续修四库》作"力散"，《药品辨义》作"力泻"。

四肢挛痿，肌黄作块，称为良剂。又佐血药活血舒筋，殊为神妙。

**蔓荆子** 属阴中有微阳，体干而细，色青，气和，味苦略辛，云甘，非。性凉，能升，力疏风热，性气与味俱薄。入肝与膀胱二经。

蔓荆，味苦兼辛，能疏风，凉血，利窍。凡太阳经头痛及头风脑鸣，目泪目昏，皆血热风淫所致。以此凉之散之，取其气薄主升。佐神效黄芪汤，疏去①障翳，使目复光，为肝经胜药。

**威灵仙** 属阴，有木②。体干，色黑，气和，味微苦，云甘云辛咸，皆非。性凉而急，能升能降，力疏风气，性气与味俱轻。通行十二经。

灵仙，体细条繁，性猛急。盖走而不守，宣通十二经脉。主治风湿痰壅滞经络中，致成痛风走注，骨节疼痛，或肿或麻木。风胜者，患在上；湿胜者，患在下，二者郁遏之久，化为血热。血热为本，而痰则为标矣。以此疏通经络，则血滞痰阻无不立瘳。若中风手足不遂，以此佐他药宣行气道。酒拌，治两臂痛。因其力猛，亦能软骨，以此同芎、归、龟甲、血余，治临产交骨不开，验如影响。以此合砂糖酒煎，治骨鲠咽喉，若有神助。取味苦降下，顿除下部脚肿。

**细辛**附藁本③ 属阳，体干，色苍，气香，性温，能升，力开窍，性气与味俱厚。入肺、心、肾三经。

细辛，味辛性温，若寒邪入里而在阴经者，以此从内托出。

---

① 去：道光本、文华馆本、郁文书局本作"消"。
② 木：道光本、文华馆本、郁文书局本作"水"。
③ 附藁本：此3字原无，据文中所附藁本补。

佐九味羌活汤，发散寒邪快捷。因其气味辛香，故能上升。入芎辛汤，疗目痛后羞明畏日，癗涩难开；合通窍汤，散肺气，而通鼻窍；佐清胃汤，祛胃热而止牙疼。此热药入寒剂，盖反以佐取之之义也。但□□①助火，多用则气闭不通。每剂止三四分耳。

取辽产者佳。水净用。拣去双叶者，服之害人。

藁本，味辛气雄，上行巅顶，入太阳膀胱经。治寒邪郁结，头顶连齿痛。味又带苦，亦能降下，佐秦艽羌活汤以疗痔疮。皆辛温散邪开结之力也。

**香薷** 属阳，有金与水。体轻，色青，气香，味辛，性微温，能升能降，力解暑邪，性气与味俱轻清。入肺、胃二经。

香薷，味辛气香，辛香主散；体质轻扬，轻可去实。善下气，解暑散热。夫暑者，阳气也，阳邪内侵，谓之伏暑。若暑伤心肺，则引饮口燥，烦闷咽干，恶心；暑伤脾胃，则腹痛，霍乱吐利。以此消解，使心肺得之，清化之气行；使脾胃得之，郁热之火降。香薷饮须煎冷服。经曰：治温以清，冷而行之。火令炎蒸，流金烁石，入井水沉冷服之，取冷而行之之义也。但脾虚人，或有欲事者及女经适来，又当禁用。取其气味轻清，此为清药，解散热邪，调中清胃，能除口臭，拨浊回清。此亦通气药，膀胱气化，则小便利，治水肿甚捷。若夏月乘凉饮冷感阴邪者，恐误认暑证，切忌之。

**生姜** 属阳，体润，色黄，气雄，味大辛，性热，云温，非。能升，力发散，性气与味俱厚而猛。入肺、脾、胃三经。

---

① □□：此2字漫漶不清，道光本、文华馆本、郁文书局本作"性烈"，《续修四库》作"辛温"，《辨药指南》作"少用"。

生姜，辛窜，单用善豁痰利窍，止寒呕，去秽气，通神明。助葱白头，大散表邪，一切风寒湿之症。合黑枣柴①甘，所谓辛甘发散为阳，治寒热往来及表虚发热。佐灯心通窍，利肺气，宁咳嗽。入补脾药，开胃和脾，止泄泻。取姜皮辛凉，勿大发散，有退虚热之功。

善制南星、半夏毒。

**葱头**　属阳，体润，色白，气臭，味大辛，性温，能升，力发散，性气与味俱厚而浊。入肺、胃二经。

葱头，去青，止用白头，辛温通窍，专主发散。凡一切表邪之症，大能发汗逐邪，疏通关节。盖风寒湿之气，感于皮肤经络之间，而未深入脏腑之内，宜速去之，开发毛窍，放邪气出路，则荣卫通畅。但发表之意，用法不同。须知温热寒凉，皆能通表解散。若外感风寒，邪止在表，加入麻黄、羌活、紫苏、白芷辛温之剂，专主发散；若内蓄郁热，邪遏在表，加入寒凉与辛温并用之剂，一则清肠胃而祛积热，一则开玄府而逐郁邪，故有双解通解之义；若邪在半表半里，加入柴胡、葛根苦凉之剂，以和解之。如用之无法，留邪于内，则费力不易治也。

葱头同黄柏煎汤，洗疮毒，能去肿毒。葱头入蜜捣烂，敷火丹，甚效。但葱、蜜不可同食。

麻黄主发汗，为散寒攻邪之品。

羌活主散邪，为行气疏经之品。

紫苏主发表，为除寒退热之品。

薄荷主疏风，为清阳导滞之品。

---

①　柴：原字漫漶难辨，据道光本、文华馆本补正。又，郁文书局本、《辨药指南》《药品辨义》《续修四库》作"味"。

柴胡主解肌，为清胃止渴之品。

升麻主升发，为开提清气之品。

白芷主达表，为走窍宣毒之品。

防风主表邪，为散肝行气之品。

荆芥主疏气，为搜肝凉血之品。

前胡主清热，为开痰下气之品。

独活主除湿，为行血舒筋之品。

蔓荆主散气，为清肝去障之品。

灵仙主疏经，为通气活血之品。

细辛主祛邪，为利窍攻寒之品。

香薷主清暑，为除烦导水之品。

生姜主走表，为祛邪益脾之品。

葱头主通窍，为彻①寒逐邪之品。

① 彻：道光本、文华馆本、郁文书局本作"散"。

# 卷十二

## 湿 药

**苍术** 属阳中有微阴，体干，色苍，气香而雄，味辛微苦，性温而燥烈，能升能降，力燥湿散邪，性气与味俱厚。入脾、胃二经。

苍术，味辛主散，性温而燥，燥可去湿，专入脾胃。主治风寒湿痹，山岚障①气，皮肤水肿，皆辛烈逐邪之功也。统治三部之湿，若湿在上焦，易生湿痰，以此燥湿行痰；湿在中焦，滞气作泻，以此宽中健脾；湿在下部，足膝痿软，以此同黄柏治痿，能令足膝有力。取其辛散气雄，用之散邪发汗，极其畅快。合六神散，通解春夏温②热病；佐柴葛解肌汤，表散疟疾初起。若热病汗下后虚热不解，以此加入白虎汤，再解之，一服如神，汗止身凉。缪仲淳用此一味为末，治脾虚蛊胀妙绝，称为仙术。

取细实、南产者良。如匏大者，不堪用。糯米泔水浸一二日，切片，入米粉或糠拌炒，去内霜。

**萆薢** 属阳中有微阴，体干而实，色白，气和，味甘带苦，性凉，能降，力除湿，性气与味俱薄。入脾、胃二经。

萆薢，性味淡薄，长于渗湿；带苦，亦能降下。主治风寒

---

① 障：通"瘴"。《后汉书·列传第三十八·杨终传》："且南方暑湿，瘴毒互生。"

② 温：《辨药指南》《续修四库》同，道光本、文华馆本、郁文书局本作"湿"。

湿痹，男子白浊，茎中作痛，女人白带，病由胃中浊气下流所致。以此入胃驱湿，其症自愈。又治疮痒[1]恶厉[2]，湿郁肌腠，荣卫不得宣行，致筋脉拘挛，手足不便。以此渗去脾湿，能令血脉调和也。

**汉防己**<small>附茵陈</small>　属阴中有阳，体干而实，色黄，气和，味苦带辛，性寒，<small>云温，非。</small>能沉，力理湿，性气薄而味厚。通行十二经。

防己，味苦主沉，能泻湿热；带辛主散，能消滞气。善祛热下行，除腰以下至足血分中湿热壅滞。主治阳实水肿，小便不利，腿足肿痛，腰膝重坠，脚气等证。

<small>产汉中、黄实而香者佳。</small>

茵陈，微辛，亦能除湿，性味俱轻，从上导下，利水清热，专治黄疸。

苍术主燥湿，为散邪平胃之品。

萆薢主渗湿，为去浊分清之品。

防己主除湿，为清热通滞之品。

湿之为病，所感不同。外感湿气，多患头重目眩，骨节疼痛，腿膝发肿，脚气腰疼，偏坠疝气，用苍术燥湿，以风药佐之；内伤湿气，多患肿胀腹满，呕哕泄泻，手足酸软，四肢倦怠，喘嗽湿痰，用萆薢渗湿，以利水药佐之。延久则郁而为热，热伤血，不能养筋，则拘挛疼痛，又当热治，用防己疏通，以清火药佐之。

---

① 痒：《辨药指南》《续修四库》同，道光本、文华馆本、郁文书局本作"疡"。

② 厉：恶疮。

# 卷十三

## 寒　药

**附子**　属纯阳，体重而大实，色肉微黄、皮黑，气雄壮，味辛，性大热而烈，能浮能沉，力温经散寒，性气与味俱厚。通行诸经。

附子，味大辛，气雄壮，性悍烈，善走而不守，流通十二经，无不周到。主治身不热，头不痛，只一怕寒，四肢厥逆，或心腹冷痛，或吐泻，或口流冷涎，脉来沉迟，或脉微欲脱。此大寒直中阴经，宜生用以回阳，有起死呼吸之功。如肾虚脾损，腰膝软弱，滑泻无度及真元不足，头晕，气喘而短，自汗勿止，炮用以行经络。入补药中少为引导，有扶元再造之力。如腰重脚肿，小便不利，或肚腹肿胀，或喘急痰盛，已成蛊①症，以此入济生肾气丸，其功验妙不能述。此乃气虚阳分之药，入阴虚内热者服之，祸不旋踵。怀孕禁用。

取黑皮、顶全圆正者佳。一枚重一两外，力大，可用。制用童便浸三日，一日换二次，再用甘草同煮熟。

**桂**　属纯阳，体干，肉桂厚，桂枝薄，色紫，气香窜，味肉桂大辛，桂枝甘辛，性热，能浮能沉，力走散，性气与味俱厚。入肝、肾、膀胱三经。

桂，止一种，取中半以下、最厚者，为肉桂，气味俱厚。厚能沉下，专主下焦。因味大辛，辛能散结，善通经逐瘀；其

---

① 蛊：原作"虫"，据道光本、文华馆本改。

性大热，热可去寒，疗沉寒阴冷。若寒湿气滞，腰腿痠疼，入五积散，温经散寒；若肾中无阳，脉脱欲绝，佐地黄丸，温助肾经；若阴湿腹痛，水泻不止，合五苓散，通利水道。取中半以上、枝干间最薄者，为桂枝。味辛甘，辛能解肌，甘能实表。经曰：辛甘发散为阳。用治风伤卫气，自汗发热，此仲景桂枝汤意也。其气味俱薄，专行上部肩臂，能领药至痛处，以除肢节间痰凝血滞，确有神效。但孕妇忌用。

**干姜** 属纯阳，体干而坚，色黄，气雄窜，味大辛，性热，能浮能沉，力温中气，性气薄而味厚。入肺、脾、肾三经。

干姜干久，体质收束，气则走泄，味则含蓄，比生姜辛热过之，所以止而不行，专散里寒。如腹痛，身凉作泻，完谷不化，配以甘草，取辛甘合化为阳之义。入五积散，助散标寒，治小腹冷痛；入理中汤，定寒霍乱，止大便溏泻。助附子以通经寒，大有回阳之力；君参、术以温中气，更有反本之功。生姜主散，干姜主守，一物大相迥别。孕妇勿用。

**炮姜** 属阳中有微阴，体轻，色黑，气和，味苦辛，性温，能守，力退虚热，性气与味俱轻①。入肺、脾、肝三经。

炮姜，煨黑，味本辛热，变为苦温，发散之性已去，所以守而不移，用入肝经血分。盖肝本温，虚则凉，以此温养肝经，退虚热。加二三片，助逍遥散，疗血虚发热有汗，神妙。又能温脾经，治泄泻日久，阴虚，血陷②于下，以此佐补阴药，领血上行，使血自止。因肝藏血，产后败血过多，致肝虚发热骤盛，用二三分，以温肝脏，表热自解。此丹溪妙法。非玄机之

---

① 轻：《辨药指南》作"厚"。

② 血陷：道光本、文华馆本、郁文书局本作"便血"。

士，孰能至此。

用老姜，以湿粗纸包裹煨黑。或炒黑亦可。

**小茴香**附吴茱萸　属阳，体轻而细，色青，气香，味辛，性温，能沉，力温散，性气厚而味薄。入肾、肝、膀胱三经。

茴香，辛香能散邪，性温能去寒，气厚能沉下，专入肾、膀胱下部。主治阴囊冷痛，湿气成疝，肾虚腰痛，不能转侧，血虚腿痛，不能行动。制用盐酒炒香。盖盐以入肾，酒引阳道，香能通气。助滋阴药，温肝肾，开元气①，奏效甚捷。

吴茱萸，辛热，能代附子温肾经。同肉果、骨脂、五味，为四神丸，治肾泻；合黄连，为左金丸，治吞吐酸水。

附子主回阳，为攻寒补气之品。

肉桂主温经，为通脉行滞之品。

干姜主理中，为复阳散寒之品。

炮姜主守中，为扶阴退热之品。

茴香主通气，为下部醒痛之品。

---

① 开元气：道光本、文华馆本、郁文书局本作"间元气"，《药品辨义》作"补丹田元气"。

# 朱家宝序①

方药为医学之一端，自仲景立为方书，世之浅涉医学者，遂不察药之形性功用，而惟墨守夫古方。呜呼！病可以方尽哉？《吕览》②云：病万变，药亦万变，病变而药不变，古之寿人今为殇子矣。鸡雍、豕零、牛溲、马勃，用之而当，各有奇功。世人辨药不精，而因以疑药。甚或偏重西医，轻以金石升炼之剂相尝试，一或不慎，祸不旋踵，而药固不尸③其咎也。贾九如《药品化义》一书，以八法辨五药，而分隶于十三门，明辨以晰。而于俶诡④峻烈之品，抉剔尤严。使夫读是编者，通其条贯，上可窥古人立方之意，以契轩、农、俞跗之微；其下者，区别而善用之，亦庶几寡过。则所以闲圣距邪⑤，而跻斯世于

---

① 朱家宝序：此序原无，据文华馆本补。原题作"药品化义序"，"朱家宝"3字为整理者新加。

② 吕览：即指《吕氏春秋》。以下引文出《吕氏春秋·察今》。

③ 尸：原指祭祀时代神或死者受祭的人，亦称"神主"，故有"主"之义，此指承担。《尚书·康王之诰》："康王即尸天子，遂诰诸侯，作《康王之诰》。"东汉·郑玄注："尸，主也。"

④ 俶诡：奇异。《吕氏春秋·侈乐》："夏桀、殷纣作为侈乐，大鼓、钟、磬、管、箫之音，以巨为美，以众为观，俶诡殊瑰，耳所未尝闻，目所未尝见。"毕沅注："俶诡亦作谀诡……李云：谀诡，奇异也。"

⑤ 闲圣距邪：捍卫先圣之道，排拒邪说。典出《孟子·滕文公下》，曰："吾为此惧，闲先圣之道，距杨墨，放淫辞，邪说者不得作。"闲，本义为门槛，引申为捍卫。距，通"拒"，排拒，抵制。

太和者，将于是乎在。又岂第为驱使草木之徒正其规枿①也哉！道光末，家□丹木②中丞公刊于南昌，兵燹③后板已无存。兹检点书簏④，尚遗此残帙。千金之帚有足珍者，爰用西法排印，以广其传。

一二一

---

① 规枿（niè 聂）：标准，法度。枿，通"臬"。古代观测日影的标杆。《周礼·考工记·匠人》："置臬以县（悬），视以景（影），为规识日出之景与日入之景。"又指箭靶中心。《小尔雅·广器》："正中者谓之臬，臬方六寸。"

② 丹木：即朱腾（1794—1852），字丹木，云南石屏人，室名积风阁、味无味斋等。道光九年己丑（1829）进士，历官安徽绩溪、阜阳知县，无为州知州，贵州义兴知府，江西督粮道，陕西按察使、布政使。

③ 兵燹（xiǎn 显）：兵燹，即兵火。燹，火。

④ 书簏（lù 鹿）：盛书的竹箱。簏，原指用竹子编成的圆形盛器。

# 朱臞序①

自宋人昧人迎之名，伪造王叔和《脉诀》，而后世之庸医遂不知脉；自元人倡滋阴之论，误解张仲景《金匮》，而后世之庸医遂不知病；自明人混三品之别，淆乱陶弘②景《别录》，而后世之庸医遂不知药。不知脉，何以治病？不知病，何以用药？不知药，则古人所立之方，虽显而易明者，而亦将误用。故三者之害，以不知药为尤甚。夫天以五行生人，以六气病人。六气者，《左传》所云风雨阴阳晦明也，在医经谓之风火暑湿燥寒。医经所言内伤之六气，《左传》所言外感之六气也。六气一有所偏，病即因之立见。此气偏盛，定缘彼气偏虚。药之救偏补虚者，各本其自然之性，而与脏腑相入。非知药者，不能神而明之。厥阴病宜疏风木之药，少阴病宜降君火之药，少阳病宜滋相火之药，太阴病宜燥湿土之药，阳明病宜敛燥金之药，太阳病宜暖寒水之药。医圣立法，盖合内外偏气而审其轻重，故奏效捷于呼吸。而药之为性也，本于五行，化于六气，有色可辨，有味可尝，有气可嗅，有形可别。其所归之经，无不可意索而得。若药不应病，则思其药；病不应脉，则思其病。古之名医，有舍脉从病者，未有舍病从药者。故曰三不知之害，以不知药为尤甚也。古来言药之书，几欲汗牛，至李时珍之《本草纲目》，可谓集大成矣。然愈繁富，而人之知药者愈难，

---

① 朱臞序：此序原无，据道光本补。原题作"药品化义序"，"朱臞"2字为整理者新加。

② 弘：道光本作"宏"，原避清高宗"弘历"讳，现回改。

由博反约盖鲜。其本《药品化义》十三卷，传为贾九如所著，李延昰所补。辨药之法，简明精当，大旨以从生从化为用药治病之根原。读之者，人人可以知药。由是而精之，则可以喻古人立方之意，而审脉疗病之功思过半矣。余藏之笥中二十余年，今岁始校而梓之，以广其传。庶几于活人之术，不无小补云。

道光二十八年①二月朱膴序于江西督粮道署

---

① 道光二十八年：即 1848 年，道光为清宣宗旻宁的年号。

# 总 书 目

I

# 本　草

| | |
|---|---|
| | 药性提要 |
| 药征 | 药征续编 |
| 药鉴 | 药性纂要 |
| 药镜 | 药品化义 |
| 本草汇 | 药理近考 |
| 本草便 | 食物本草 |
| 法古录 | 食鉴本草 |
| 食品集 | 炮炙全书 |
| 上医本草 | 分类草药性 |
| 山居本草 | 本经序疏要 |
| 长沙药解 | 本经续疏 |
| 本经经释 | 本草经解要 |
| 本经疏证 | 青囊药性赋 |
| 本草分经 | 分部本草妙用 |
| 本草正义 | 本草二十四品 |
| 本草汇笺 | 本草经疏辑要 |
| 本草汇纂 | 本草乘雅半偈 |
| 本草发明 | 生草药性备要 |
| 本草发挥 | 芷园臆草题药 |
| 本草约言 | 类经证治本草 |
| 本草求原 | 神农本草经赞 |
| 本草明览 | 神农本经会通 |
| 本草详节 | 神农本经校注 |
| 本草洞诠 | 药性分类主治 |
| 本草真诠 | 艺林汇考饮食篇 |
| 本草通玄 | 本草纲目易知录 |
| 本草集要 | 汤液本草经雅正 |
| 本草辑要 | 新刊药性要略大全 |
| 本草纂要 | 淑景堂改订注释寒热温平药性赋 |
| | 用药珍珠囊　珍珠囊补遗药性赋 |

V

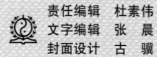

责任编辑　杜素伟
文字编辑　张　晨
封面设计　古　骥

**内容提要**

《药品化义》，明末贾所学
原著，清代李延昰补订。共十四
卷，实际载药152种，附药15
种。卷首部分为李延昰增补的内
容，卷一至卷十三为贾所学撰
著。卷一为「药母订例」「辨药
八法」，阐述了重要的「药母」
理论。卷二至卷十三依次为气
药、血药、肝药、心药、脾药、
肺药、肾药、痰药、火药、燥
药、风药、湿药、寒药，对每味
药从体、色、气、味、形、性、
能、力八个方面进行发挥。本次
整理以康熙十九年（1680）木
刻本为底本。

读中医药书，走健康之路

扫一扫　关注中国中医药出版社系列微信

服务号　　　中医出版　　　养生正道　　　悦读中医
（zgzyycbs）（zhongyichuban）（yszhengdao）（ydzhongyi）

上架建议　中医古籍

ISBN 978-7-5132-2234-1

9 787513 222341 >

定价：28.00元